MANUAL SOBRE DOENÇAS NEUROMUSCULARES

TÉCNICOS E PROFISSIONAIS DE SAÚDE

MANUAL SOBRE DOENÇAS NEUROMUSCULARES

TÉCNICOS E PROFISSIONAIS DE SAÚDE

Ana Luísa Correia | Cristina Oliveira | Heloísa G. Santos | Isabel Fineza | João Carlos Winck | José Corte Real | Luana Souto Barros | Luís Negrão | Manuela Santos | Margarida Branco | Maria Alice Lopes | Maria Helena Estêvão | Miguel R. Gonçalves | Sílvia Alvares | Teresa Mirco | Teresa Moreno | Teresinha Evangelista

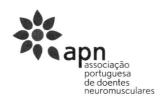

MANUAL SOBRE DOENÇAS NEUROMUSCULARES
Técnicos e Profissionais de Saúde

AUTORES
Ana Luísa Correia | Cristina Oliveira | Heloísa G. Santos | Isabel Fineza | João Carlos Winck | José Corte Real | Luana Souto Barros | Luís Negrão | Manuela Santos | Margarida Branco | Maria Alice Lopes | Maria Helena Estêvão | Miguel R. Gonçalves | Sílvia Alvares | Teresa Mirco | Teresa Moreno | Teresinha Evangelista

ORGANIZAÇÃO
ASSOCIAÇÃO PORTUGUESA
DE DOENTES NEUROMUSCULARES
Rua das Cruzes, 580
4100-191 Porto
Tel.: 22 610 62 02
www.apn.pt
info@apn.pt

DISTRIBUIDORA
EDIÇÕES ALMEDINA. SA
Av. Fernão Magalhães, n.º 584, 5.º Andar
3000-174 Coimbra
Tel.: 239 851 904
Fax: 239 851 901
www.almedina.net
editora@almedina.net

DESIGN DE CAPA
FBA

PRÉ-IMPRESSÃO | IMPRESSÃO | ACABAMENTO
G.C. GRÁFICA DE COIMBRA, LDA.
Palheira – Assafarge
3001-453 Coimbra
producao@graficadecoimbra.pt

Novembro, 2010

DEPÓSITO LEGAL
320280/10

Os dados e as opiniões inseridos na presente publicação
são da exclusiva responsabilidade do(s) seu(s) autor(es).

Toda a reprodução desta obra, por fotocópia ou outro qualquer
processo, sem prévia autorização escrita do Editor, é ilícita
e passível de procedimento judicial contra o infractor.

Biblioteca Nacional de Portugal – Catalogação na Publicação
ASSOCIAÇÃO PORTUGUESA DE DOENTES NEUROMUSCULARES
Manual sobre doenças neuromusculares: técnicos e profissionais de saúde
ISBN 978-972-40-4424-8
CDU   616

ÍNDICE

Nota Introdutória	7
Apresentação	9
Capítulo I – **O que são doenças neuromusculares?**	
Teresa Moreno	11
Capítulo II – **Quando suspeitar?**	
Teresa Moreno	15
Capítulo III – **Manifestações cardíacas nas doenças neuromusculares**	
Sílvia Alvares	17
Capítulo IV – **Acompanhamento e tratamento**	
Teresa Mirco e José Corte Real	31
Capítulo V – **Compromisso respiratório na doença neuromuscular da criança**	
Maria Helena Estêvão	39
Capítulo VI – **Cuidados respiratórios em doenças neuromusculares**	
Miguel R. Gonçalves, Luana Souto Barros, João Carlos Winck	63
Capítulo VII – **Aspectos Psicológicos e Psiquiátricos na DNM**	
Maria Alice Lopes, Margarida Branco, Cristina Oliveira	83
Capítulo VIII – **Doenças mais comuns**	93
Distrofia Muscular de Duchenne/Becker	
Teresinha Evangelista	93
Distrofias Musculares das Cinturas	
Luís Negrão	96
Atrofias Musculares Espinais	
Manuela Santos	100
Distrofia Muscular Congénita	
Isabel Fineza	104
Capítulo IX – **A Realidade do Doente Neuromuscular no seu dia-a-dia**	
Ana Luísa Correia	109
Anexo I	
Legislação útil	125

NOTA INTRODUTÓRIA

Esta produção é resultado de um Projecto da APN – Associação Portuguesa de Doentes Neuromusculares, aprovado e co-financiado pela Direcção-Geral da Saúde, no âmbito dos apoios financeiros a entidades privadas com fins de saúde, que visam a promoção e o desenvolvimento de acções e projectos nos domínios da promoção da saúde, da prevenção e tratamento da doença, da reabilitação, da redução de danos e da reinserção.

Este projecto contemplou a produção de dois manuais: um direccionado para os técnicos e profissionais de saúde, outro direccionado para doentes, cuidadores e familiares.

Os temas a abordar, o esboço dos respectivos índices e os convites aos Autores foram da responsabilidade do Conselho Científico da APN.

Os objectivos deste projecto assentam na percepção de que, ao dotar de informações relevantes a todos quantos directa ou indirectamente estão envolvidos na problemática das doenças neuromusculares, nomeadamente doentes, familiares, profissionais de saúde e comunidade em geral, estamos a contribuir para minimizar o grande sofrimento causado por estas doenças neurodegenerativas e a contribuir significativamente para a melhoria da qualidade de vida dos doentes e seus familiares.

A todos os Autores que aceitaram este grande desafio de produzir informação, numa área tão árida de conteúdos, queremos deixar aqui expressa a nossa gratidão, em nome de todos os doentes deste país.

APRESENTAÇÃO

É com muita alegria que a APN – Associação Portuguesa de Doentes Neuromusculares – apresenta a edição deste Manual sobre Patologias Neuromusculares, direccionado para os técnicos e profissionais de saúde.

Ele assume uma grande importância para nós, pois vem colmatar uma lacuna há muito tempo identificada e sentida por esta associação – a necessidade de documentação e de informação sobre a problemática que envolve as doenças neuromusculares. Frequentemente somos confrontados com pedidos de informação de familiares, cuidadores e doentes, mas também de técnicos de saúde das mais variadas áreas e sentimo-nos de mãos vazias... Importa referir que não existe em Portugal nenhum Manual sobre esta matéria. (As brochuras que a APN traduziu e publicou em 1999 já estão esgotadas, encontrando-se apenas disponíveis no nosso site.)

Face ao desconhecimento generalizado sobre a problemática das doenças neuromusculares, associado ao facto de estarmos perante um quadro de Doenças Raras, tornava-se imperioso e urgente contribuir para o aumento de conhecimento científico de forma interdisciplinar, contando com o envolvimento do máximo de especialidades que intervêm nestas patologias.

Assim, abraçamos este grande desafio, certos de que só poderia vir a tornar-se realidade se pudéssemos contar com a colaboração e articulação do Conselho Científico e de outros especialistas, envolvendo-os neste projecto comum.

O objectivo foi compilar, de forma organizada, os conhecimentos dos especialistas na área das doenças neuromusculares e criar um instrumento de trabalho multidisciplinar, actualizado e credível em termos científicos, que possa funcionar como veículo de informação e formação para todos os profissionais de saúde que contactam com os doentes neuromusculares e que permita também responder às interrogações dos doentes e familiares.

O Manual agora apresentado poderá não responder a todas as questões, mas já reúne e concentra muita informação sobre a problemática das doenças neuromusculares de diversas áreas específicas, bem como congrega o trabalho de uma vasta equipa de profissionais de saúde que muito têm estudado e contribuído para o aumento do conhecimento científico em Portugal.

Divulgar este manual, junto dos técnicos e profissionais de saúde, bem como a toda a comunidade interessada nesta problemática, desmistificando o enigma destas doenças e tornando-as mais conhecidas em Portugal, são agora as metas que nos propomos atingir.

MARIA DA ASSUNÇÃO BESSA
Presidente da Direcção da APN

CAPÍTULO I
O QUE SÃO AS DOENÇAS NEUROMUSCULARES?

TERESA MORENO
*Neuropediatra, responsável pela Consulta
de Neuromusculares do Hospital de St.ª Maria*

As doenças neuromusculares são doenças genéticas, que atingem o músculo, o corno anterior da espinal medula (ex. atrofias espinais), a junção neuro muscular (ex. miastenias) ou o nervo periférico (neuropatias).

Na sua maioria evoluem de modo progressivo ao longo da infância e adolescência. Manifestam-se no globalidade por fraqueza muscular. Existem ainda formas de início na idade adulta.

Doenças musculares

Nas doenças musculares, existem vários tipos diferentes, a maioria das quais se podem enquadrar em dois grandes grupos: as distrofias musculares e as miopatias congénitas.

As distrofias musculares, caracterizam-se por afectar a estabilidade da parede da fibra muscular (normalmente por deficiência de uma das suas proteínas). Assim, cada movimento que o músculo faz, vai provocar a ruptura da fibra muscular e a sua morte.

Mesmo aparentando ser normal nos primeiros anos, progressivamente, com o uso diário, as fibras vão morrendo e a criança vai ficando mas fraca. Nestas doenças, o músculo vai sofrendo um processo inflamatório e sendo substituído por gordura e tecido conjuntivo (processo distrófico). Este processo pode aumentar o volume e a consistência do músculo provocando um aspecto falsamente forte (pseudohipertrofia). É a ruptura da célula muscular que provoca o aumento da CK no sangue, que pode atingir os 20-30 000.

São muito frequentes, (cerca de 1/3000 crianças nascem com uma distrofia muscular).

A mais frequente e mais grave, atinge apenas os rapazes (ligada ao X) e é conhecida como Distrofia Muscular de Duchenne. Manifesta-se normalmente pelos 3-4 anos, com báscula da anca na marcha e dificuldade em levantar-se do chão e em subir escadas. Existe uma variante mais tardia – Distrofia de Becker.

Mas existem muito outros tipos de distrofias musculares que atingem ambos os sexos, como as distrofias musculares das cinturas. Também muito frequentes são a distrofia-escapulo-humeral e a distrofia miotónica.

Existem ainda formas que se manifestam ao nascer, já com um grau avançado de destruição muscular e complicações, como rigidez e artrogripose, dificuldades respiratórias e frequentemente rigidez articular e artrogripose, dificuldade respiratória e alimentar, que constituem o grupo das **distrofias musculares congénitas** (as quais constituem um grupo complexo, ainda em classificação e que podem ter atingimento do SNC).

As miopatias congénitas

As Miopatias Congénitas são diferentes, porque nestas doenças não existe destruição muscular. As fibras são diferentes na sua arquitectura interna, o que as torna menos fortes e eficientes na contracção. Os músculos são fracos mas não são progressivas. Dependem do aspecto histopatológico para a sua clasificação (centralcore, nemainica, centronuclear...)

Partilham entre si, uma clínica de atrofia muscular e fraqueza. Contudo diferem no seu fenótipo: idade de aparecimento, escoliose, atingimento da face, insuficiência respiratória).

A doença em si não é progressiva, mas à medida que o corpo cresce e se torna mais pesado (por exemplo os membros mais compridos) a força, que é pouca, não consegue acompanhar o esforço que lhe é pedido. Assim, a doença parece agravar nas alturas do crescimento, como a idade escolar e a adolescência, podendo mesmo nesta fase condicionar a perda da marcha.

As atrofias espinais?

Estas atingem o corpo celular do neurónio motor, que está situado no corno anterior da medula. Igualmente genéticas, estas células começam a morrer de forma progressiva, o que leva a uma atrofia e a uma paralisia muscular progressiva.

Clinicamente dividem-se em 3 tipos:

As formas que se iniciam logo nos primeiros meses de vida, e em que nunca se adquire controle cefálico, são conhecidas por doença de Werdnig – Hofmann ou tipo 1, as formas em que nunca se chegam a sentar – ou tipo 2 e formas em que se adquire a marcha, mas que se perde progressivamente – tipo 3 (doença de Kugelberg-welander). Este tipo é muito variável em gravidade, desde crianças que perdem a marcha poucas semanas após a adquirem e outras que andam até ao final da primeira década. Existem ainda formas que surgem já na idade adulta – tipo 4.

Miastenias

As miastenias são doenças em que há uma perturbação na ligação entre a terminação nervosa e o músculo. Esta ligação é feita por substâncias químicas que são libertadas no espaço entre estas estruturas e vão estimular receptores numa região do músculo, que se chama placa motora.

Podem ser **genéticas,** por deficiência na produção da acetilcolina, na sua recaptação ou nos receptores (em quantidade ou morfologia), mas as mais frequentes são adquiridas.

Podem ser autoimunes, com produção de anticorpos anti-receptores de acetilcolina, o que os bloqueia, impedindo a transmissão do estimulo.

Normalmente, existe uma flutuação dos sintomas, agravando-se ao longo do dia, quando a pessoa está mais cansada e na doença. Podem atingir apenas os olhos e a face, mas por vezes evoluem para todo o corpo, pondo em risco a respiração e a sobrevida.

As neuropatias

São as mais insidiosas e discretas nas fases iniciais.

Quando surgem na infância, provocam apenas quedas frequentes, desequilíbrio e progressivamente deformação dos pés (cavos ou planos). Progressivamente, as pernas, pés e mais tarde as mãos atrofiam, perdem a força e deformam as articulações.

Existem dezenas de tipos e gravidades diferentes, sendo muito difíceis de as separar clinicamente.

A forma de transmissão genética, a existência ou não de alterações da sensibilidade e outras alterações associadas (como alterações visuais, surdez, rouquidão e muitas outras), são pistas importantes para as separar.

Outro dado crucial é a velocidade de condução nervosa e outros dados obteníveis por electromiograma.

CAPÍTULO II
QUANDO SUSPEITAR?

TERESA MORENO
*Neuropediatra, responsável pela Consulta
de Neuromusculares do Hospital de St.ª Maria*

Sinais de alarme prénatais (nas distrofias musculares congénitas e nas miopatias congénitas):

Diminuição dos movimentos fetais, que são em geral mais lentos e menos "em pontapé". A existência de uma artrogripose, resultado da imobilidade fetal, e revela o início antes do 4.º mês de gestação. Por vezes um hidrâmnios, que pode resultar na diminuição da deglutição fetal.
(hipotonia é o sintoma fundamental – pode dificultar o parto e condicionar uma distócia ou asfixia. Se existir suspeita ou caso anterior – cesareana electiva é preferida)

No RN suspeitar quando:

Hipotonia com fraqueza muscular + dificuldades respiratórias + dificuldades alimentares (má coordenação sucção /deglutição)
Frequentemente coexistem anomalias ortopédicas: torcicolo, pé boto, luxação da anca, escoliose neonatal ou assimetria torácica.

Nos primeiros meses de vida

Os sinais referidos podem agravar ou melhorar, como nas miopatias congénitas, em que a evolução e maturação do SNC podem permitir uma melhoria funcional ao longo do crescimento.

Problemas motores e do tónus: atraso nas etapas motoras: controle cefálico, sentar, levantar os membros contra gravidade, "escorregar" entre as mãos quando suspenso pelas axilas. Nalgumas patologias existe fraqueza facial com boca entreaberta e por vezes ptose.

Má progressão ponderal: "cruzar" o percentil do peso, mas com crescimento estatural normal.

Nos primeiros anos de vida

Atraso nas etapas motoras: levantar do chão, andar (todas as crianças sem marcha autónoma aos 18 m devem fazer CK), trepar, subir escadas, com impossibilidade ou manifesta dificuldade.

Atrofia das massas musculares, má progressão do peso, marcha com báscula da anca, recusa em andar, cansaço excessivo, podem fazer suspeitar de uma doença muscular.

Aparecimento precoce de escoliose, deformação dos pés (cavos ou muito planos) ou quedas sem explicação podem fazer suspeitar de miopatia.

Tórax, com fraca expansão, respiração abdominal, tosse fraca e ineficaz, infecções respiratórias muito frequentes, são igualmente um sinal de alarme.

Ao longo da vida

A existência de atrofia muscular progressiva, falta de força e dificuldade em levantar pesos, em levantar-se da cadeira ou do chão, subir escadas ou globalmente um cansaço excessivo para o esforço realizado, são sinais de alarme que merecem avaliação e investigação.

Finalmente o aparecimento de deformações articulares, escoliose ou deformações dos pés e das mãos, bem como dificuldades na motricidade fina, no vestir ou deterioração da escrita.

EM CASO DE SUSPEITA

Pedir CK (suspeita de miopatia) e/ou biopsia muscular
Electromiograma com velocidades de condução (se suspeita de miastenia – com estimulação repetitiva)

CAPÍTULO III
MANIFESTAÇÕES CARDÍACAS NAS DOENÇAS NEUROMUSCULARES

SÍLVIA ALVARES
*Cardiologista Pediátrica, Directora do Serviço de Cardiologia
Pediátrica do Hospital Maria Pia – Centro Hospitalar do Porto*

A grande maioria das doenças neuromusculares associa-se a alterações cardíacas que são responsáveis por elevada morbilidade e mortalidade. Constituem um grupo heterogéneo de doenças, causadas por anomalias dos genes que codificam várias proteínas com funções diferentes na célula muscular. Algumas destas proteínas são componentes da membrana da célula muscular, outras do envelope nuclear ou podem ser enzimas específicas do músculo (1).

As manifestações cardíacas dependem do tipo da doença e possivelmente da localização da anomalia genética, envolvendo geralmente o desenvolvimento de cardiomiopatia dilatada ou hipertrófica e arritmias (quadro I) (2).

Avaliação cardíaca em doentes com distrofia muscular

A avaliação cardíaca deve ser efectuada em todas as crianças com doença neuromuscular com atingimento cardíaco. A Academia Americana de Pediatria estabeleceu recomendações para o seguimento cardíaco nos vários tipos de doença (3). A avaliação cardíaca inclui uma história clínica e um exame físico pormenorizados para identificar sinais e sintomas de insuficiência cardíaca (IC) e arritmias. É difícil valorizar os sintomas e sinais de IC em doentes com fraqueza muscular generalizada. A perda de peso, tosse, náusea, vómitos, ortopneia e aumento da fadiga podem representar sinais de falência cardíaca e devem ser investigados. Queixas de síncope ou tonturas e taquicardia ou palpitações podem ser sinais de bradi ou taquiarritmias (4).

Quadro I – **Manifestações cardíacas em diferentes doenças neuromusculares**

Doença	Mutação genética	Manifestações cardíacas	Idade de inicio das manifestações cardíacas	Sintomas cardíacos	Meios de diagnostico	Terapêutica
DM Duchenne	Distrofina	Frequentes CMP	Pouco frequente antes dos 10 anos	Ausentes habitualmente	Exame clínico ECG Eco Rx tórax BNP/NT Pro BNP	Sintomático para a insuficiência cardíaca
DM de Becker	Distrofina	Frequentes CMP dilatada/	Pouco frequente em crianças. Adolescência ou adulto jovem	Os sintomas cardíacos podem ser o quadro de apresentação	Exame clínico ECG Eco Rx tórax BNP/NT Pro BNP	Sintomático para a insuficiência cardíaca Transplante cardíaco
DM Emery-Dreifus (forma autossómica dominante)	Lamina A/C	Disfunção do nó sinusal FA frequente Arritmias V Incidência de CMP variável	Geralmente 2ª década mas pode surgir na infância	Sincope, pré-sincope, palpitações, dispneia, intolerância ao esforço	Exame clínico ECG Holter Eco	Colocação de pace-maker CDI Antiarritmicos Anticoagulação (FA) Tca sintomática para a insuficiência cardíaca
DM Emery-Dreifuss Ligada ao Cromossoma X	Emerina	Defeitos de Condução Arritmias V e SV CMP rara	Adolescente, adulto jovem	Sincope, pré-sincope, palpitações, dispneia, intolerância ao esforço	Exame clínico ECG Holter Eco	Colocação de pace-maker Antiarritmicos Anticoagulação (FA)
Distrofia Miotonica	DMPK	Frequentes Alterações da condução Arritmias SV e V Disfunção miocárdica rara	Arritmias graves na infância Envolvimento cardíaco geralmente mais progressivo do que o muscular	Frequentemente sem sintomas Morte súbita em 10-30% Bradicardia e taquicardia sintomaticas	Exame clínico ECG Holter Eco	Colocação de pace-maker EEF se sintomas de bradicardia e Holter normal. Antiarritmicos (taquiarritmias)
Ataxia de Friedreich	Frataxina	Frequentes CMP hipertrófica. Pode progredir para CMP dilatada Arritmias V	Pouco frequente antes dos 5 anos	Sintomas cardíacos ausentes ou ligeiros	Exame clínico ECG Eco	Alguma evidência que a idebenona pode reduzir o grau de hipertrofia cardíaca

Abreviaturas: CDI – cardiodesfibrilador implantavel; CMP – cardiomiopatia; DM – Distrofia muscular; ECG – electrocardiograma; ECO – ecocardiograma; EEF – estudo electrofisiologico; FA – fibrilação auricular; Rx – radiografia; Tca – terapêutica; V – ventricular (Adaptado de: English KM, Gibbs JL.Cardiac monitoring and treatment for children and olescents with neuromuscular disorders. Dev Med Child Neurol. 2006;48(3):231-5).

O electrocardiograma e ecocardiograma devem ser efectuados como parte da avaliação inicial. A Monitorização Electrocardiográfica Ambulatória Contínua (MEAC-Holter) é recomendada em doenças associadas a perturbações do ritmo e da condução.

Em doentes com má janela ecocardiográfica, devido às deformidades esqueléticas, pode ser necessário recorrer à ressonância magnética cardíaca para uma avaliação mais exacta da disfunção ventricular.

Os peptídeos natriuréticos (BNP e NT-proBNP) são usados frequentemente nos adultos para distinguir a doença pulmonar da insuficiência cardíaca. Conquanto os estudos nesta população sejam escassos, estes marcadores bioquímicos podem ser úteis na abordagem diagnóstica dos doentes (4).

Distrofia Muscular de Duchenne (DMD)

É a forma mais frequente de distrofia muscular com uma incidência de 1:3500 nados vivos do sexo masculino e uma prevalência de 1:100 000 homens. O envolvimento cardíaco é frequente, mas os sintomas estão habitualmente ausentes, devido às limitações musculo-esqueléticas dos doentes. O desenvolvimento de cardiomiopatia (CMP) geralmente precede o aparecimento de sintomas sendo importante a sua identificação precoce. A avaliação cardíaca é recomendada entre os 6 e os 10 anos, ou à data da apresentação, e a periodicidade de avaliação deve ser de 2/2 anos até aos 10 anos e posteriormente anualmente ou mais frequente dependendo das alterações encontradas (3).

As alterações electrocardiográficas estão já presentes antes dos 10 anos de idade e são variadas: ondas R elevadas e uma relação R/S anormal nas precordiais direitas, ondas Q profundas em D1, aVL, V5 e V6 (5). A partir dos 10 anos, desenvolve-se o processo cardiomiopático; aos 14 o ecocardiograma mostra CMP dilatada em 50% dos doentes (figura 1), dos quais 36% são sintomáticos. Acima dos 18 anos de idade praticamente todos os doentes apresentam CMP (57% sintomáticos) (6).

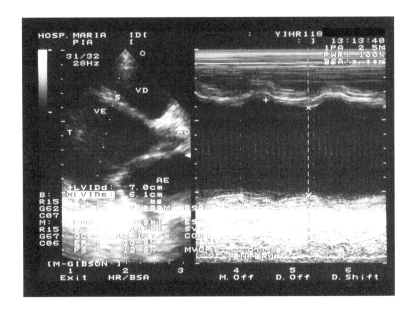

Figura 1 – **Ecocardiograma bidimensional/modo M (eixo longo para-esternal) – CMP dilatada do VE num doente com Distrofia Muscular de Duchenne: observa-se dilatação do ventrículo esquerdo e hipomotilidade global, com fracção de ejecção de cerca de 34%; no interior do VE é visível uma imagem ecodensa (T) correspondendo a um trombo intracardíaco**

Legenda:

CMP – cardiomiopatia; AE – aurícula esquerda; AO – aorta; S – septo interventricular; VD – ventrículo direito; VE – ventrículo esquerdo; T – trombo intracardíaco

O tratamento inicial preconizado da CMP na DMD são os inibidores da enzima de conversão da angiotensina (IECA). Estudos recentes mostraram benefício adicional com a adição do beta bloqueante Carvedilol, à semelhança do que ocorre em adultos com cardiomiopatia dilatada (7). O uso de beta bloqueante em 22 doentes com DMD mostrou uma melhoria ligeira, mas estatisticamente significativa, da fracção de ejecção avaliada por ressonância magnética (8).

Estes fármacos diminuem os sintomas de insuficiência cardíaca, melhoram a fracção de ejecção e o estado neurohormonal. Quando iniciados precocemente no curso da disfunção cardíaca podem também diminuir a progressão das alterações cardíacas (9), embora não haja consenso em torno desta questão. Continua a ser controversa a utilização dos IECA em doentes ainda com função ventricular esquerda dentro da normalidade (2). Em 2005, Duboc e al, num estudo com 57 doentes com DMD, mostraram uma resposta favorável à terapêutica com perindopril ao fim de um seguimento de cinco anos (10). Os mesmos autores, verificaram uma menor mortalidade nos indivíduos randomizados inicialmente a perindopril, após um seguimento de dez anos (11). Também Ramaciotti investigou a utilização de enalapril na disfunção ventricular esquerda em doentes com DMD e encontrou uma melhoria da fracção de ejecção em 43% dos doentes (12).

Como é prática habitual, os inotrópicos e diuréticos estão também indicados na insuficiência cardíaca descompensada (4). Também deverá ser ponderada a introdução de anticoagulação/antiagregantes planetários, nos doentes com disfunção cardíaca severa, como prevenção de eventos tromboembólicos sistémicos (3,4).

Até recentemente os doentes com DMD faleciam entre os 15 e os 20 anos de idade por complicações respiratórias, ICC ou arritmias. Com a evolução dos meios terapêuticos, nomeadamente as técnicas de ventilação não invasiva, registou-se um aumento da esperança de vida na DMD. A disfunção cardíaca é observada mais frequentemente e a insuficiência cardíaca crónica é uma das causas de morte mais importante (13), o que despertou um maior interesse na vigilância e seguimento cardiovascular desta patologia.

Os doentes em tratamento com corticoides devem ter um seguimento cardíaco mais frequente com monitorização da tensão arterial e peso.

Relativamente às arritmias, estas são frequentes, nomeadamente extrassístoles ventriculares, podendo ocorrer associadas à disfunção ventricular. Quando identificadas pode haver indicação para terapêutica médica. A implantação de cardiodesfribilador (CDI) é dificultada pelas alterações músculo-esqueléticas e pela atrofia muscular.

Distrofia Muscular de Becker (DMB)

A incidência de DMB é de 1:18450 NV do sexo masculino. Embora a distribuição da fraqueza muscular seja semelhante à DMD, a idade de início da sintomatologia muscular é variável, podendo surgir manifestações aos 12 anos, embora habitualmente ocorram mais tarde. Na DMB o grau de envolvimento cardíaco é desproporcionado relativamente ao atingimento do músculo esquelético. Cerca dos 20 anos, 50% dos doentes têm alterações electrocardiográficas e aos 30 anos, 40% apresentam cardiomiopatia na ecocardiografia (14); 70% desenvolvem ICC acima dos 40 anos de idade (4). Podem ocorrer arritmias ventriculares, tal como na DMD.

A avaliação cardíaca na DMB é recomendada aos 10 anos, ou à data do diagnóstico e posteriormente anual, de 2/2 anos ou mais frequente conforme a evolução clínica.

O tratamento médico da IC é sobreponível ao que foi descrito anteriormente para a DMD. O transplante cardíaco e o "pacing" biventricular foram utilizados em alguns doentes. A colocação de CDI está indicada na presença de arritmias ventriculares graves (4,6,9,14).

Mulheres Portadores de DMD ou DMB

Estão descritas alterações cardíacas em mulheres heterozigotas para a DMD e DMB, embora o desenvolvimento de insuficiência cardíaca seja raro. A avaliação cardíaca (incluindo ECG e ecocardiograma) deverá realizar-se entre os 16 e 25 anos, ou mais cedo na presença de sintomas. A periodicidade de avaliação é recomendada de 5 em 5 anos a partir dos 25 anos de idade (3).

Distrofia muscular de Emery Dreifuss

A distrofia muscular de Emery Dreifuss (EDMD) pode ocorrer como uma doença recessiva ligada ao cromossoma X (XL-EDMD), causada por uma mutação no gene que codifica a proteína emerina, ou como autossómica dominante (AD-EDMD) originada por uma mutação no gene da lamina (6).

Na XL-EDMD a doença inicia-se na infância, mas tem uma progressão lenta. As manifestações cardíacas traduzem-se pela ocorrência frequente de bradicardia (entre os 20 e os 40 anos), evoluindo para bloqueio aurículo-ventricular (figura 2). As arritmias são mais frequentes do que as alterações cardiomiopáticas. A fibrilação auricular e flutter auriculares são comuns, obrigando a medicação antiarritmica e a hipocoagulação no caso de fibrilação. Pode haver indicação para a implantação de pace-maker por bradiarritmia. Actualmente recomenda-se a implantação de pacemaker em doentes assintomáticos que mostram sinais de doença do nó sinusal ou do nó aurículo ventricular. A avaliação cardíaca deve ser feita na altura do diagnóstico (incluindo ECG, ecocardiografia e Holter), repetindo-se anualmente a realização de ECG e Holter. A ecocardiografia deverá ser efectuada quando entendido necessário.

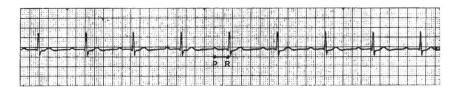

Figura 2 – **Bloqueio AV 1.º grau – prolongamento anormal do intervalo PR (maior que 0,20 s) mantendo-se a relação 1:1 entre P e QRS**

Na AD-EDDM (laminopatias) a variabilidade fenotipica é maior do que na XL-EDDM. Há disfunção do ventrículo esquerdo, que progride com a idade, paralelamente às alterações do ritmo: arritmias ventriculares e supraventriculares (figura 3) (sendo a abordagem semellhante à anterior) e alterações da condução. Podem existir alterações cardíacas graves com envolvimento músculo-esquelético ligeiro. Recomenda-se a implantação de pace-maker na presença de doença do nó sinusal ou aurículo-ventricular. A incidência de morte súbita é elevada e não parece ser reduzida pela implantação de pace-maker, o que sugere uma causa arritmogénica ventricular. Deverá ser ponderada a implantação de um CDI perante a necessidade de pace-maker.

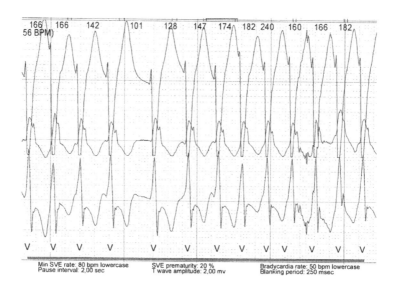

Figura 3 – **Traçado de Holter – período de taquicardia ventricular**

A insuficiência cardíaca é tratada como habitualmente; se são usados os betabloqueantes, deve haver uma monitorização frequente da situação clínica (6).

A avaliação cardíaca deve ser feita na altura do diagnóstico (incluindo ECG, ecocardiografia e Holter), repetindo-se anualmente ou mais frequente se necessário.

Distrofia muscular das cinturas

Actualmente estão reconhecidas vários subtipos geneticamente diferentes de distrofia muscular das cinturas (LGMD), cuja hereditariedade é recessiva em 90% dos casos ou autossómica dominante nos restantes.

As manifestações cardíacas são específicas da doença, daí a importância do diagnóstico genético exacto. Surgem com maior frequência nas sarcogliconopatias (LFMD2C a 2F), sobretudo sob a forma de cardiomiopatia. A incidência de arritmias é baixa. As arritmias e alterações da condução são mais prevalentes nas formas autossómicas dominante. A monitorização cardíaca depende do diagnóstico genético, mas é recomendado que as sarcogliconopatias e a LGMD2I tenham um seguimento como preconizado para a DMD e DMB. (6,16,17).

Distrofia Miotónica

A distrofia muscular miotónica é a forma mais frequente de distrofia muscular nos adultos, com uma prevalência de 2-14:100 000 indivíduos e incidência de 1:8000 NV. É devida a expansão na repetição dos trinucleotídeos citosina, timina e guanina (CTG) do gene proteína quinase situado no cromossoma 19. Estão identificadas duas variantes, a tipo 1 (DM1), mais frequente, e a tipo2 (DM2), só recentemente classificada.

Na DM1 podem reconhecer-se três formas: uma forma congénita com manifestações cardíacas graves neonatais: cardiomiopatia hipertrófica, miocárdio não compactado, alterações do ritmo e morte súbita; uma forma leve que se detecta acima dos 50 anos e está associada a fraqueza muscular ligeira e uma expectativa de vida normal; e a forma clássica, mais frequente, que se manifesta entre os 20-40 anos (4,6). As manifestações cardíacas na DM1 são frequentes e ocorrem sob a forma de arritmias supraventriculares em 25% dos doentes (flutter e fibrilação auricular, taquicardia auricular) e ventriculares (taquicardia ventricular mono e polimórfica e fibrilação ventricular). Outras alterações incluem PR prolongado, bloqueio de ramo. Aparentemente a cardiomiopatia é rara e predominam as alterações do ritmo que são mais graves quanto mais cedo for a idade de diagnóstico. Estas alterações tendem a progredir com a idade dos doentes, sendo responsáveis por 20% das mortes, que ocorre em média aos 53 anos. O risco de morte súbita é também importante (é causa de morte em 10% dos casos), pelo que queixas como sincope e pré-sincope devem ter uma investigação aprofundada com a realização de estudo electrofisiológico se necessário (4,6,17,18).

A necessidade de implantação de pace-maker/CDI deve ser ponderada em função dos sintomas do doente e das alterações encontradas no ECG ou Holter (17,18).

A avaliação cardíaca deve fazer-se aquando do diagnóstico (incluindo ECG, ecocardiografia e Holter) e posteriormente anualmente (4).

Ataxia de Friedreich

A Ataxia de Friedreich (FRDA) é uma doença autossômica recessiva, causada por uma expansão na repetição dos trinucleotídeos GAA no gene da frataxina situado no cromossoma 9.

É uma doença em que há envolvimento do sistema nervoso periférico (neuropatia) e do sistema nervoso central. A incidência é de 1 em cada 50.000 indivíduos e a doença manifesta-se entre os dez e os quinze anos de idade. A cardiomiopatia hipertrófica está presente em cerca de 2/3 dos doentes (figura 4). A ecocardiografia revela habitualmente hipertrofia concêntrica do ventrículo esquerdo. Os achados electrocardiográficas relacionam-se com a hipertrofia ventricular esquerda (inversão das ondas T, desvio esquerdo do eixo eléctrico, anomalias da repolarização ventricular) (figura 5) e arritmias ventriculares e supraventriculares. Nos estádios finais da doença pode haver progressão para cardiomiopatia dilatada. A insuficiência cardíaca e arritmias representam as causas de morte mais frequentes (4,16). A vigilância cardíaca deve iniciar-se precocemente, com realização de ecocardiograma e electrocardiograma. As arritmias devem ser tratadas com antiarrítmicos ou implantação de dispositivos médicos. A idebenona tem sido utilizada no tratamento destes doentes e em cerca de 50% mostrou reduzir a hipertrofia cardíaca (4,16,19-21).

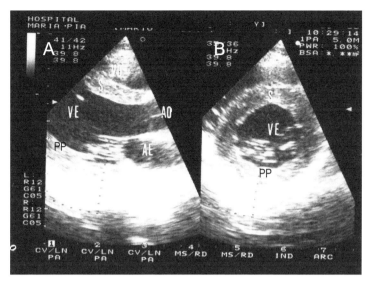

Figura 4 – **Ecocardiograma bidimensional, eixo longo (A) e eixo curto (B) para-esternal, – CMP hipertrófica do VE (doente com ataxia de Friedrich): observa-se hipertrofia simétrica das paredes do VE**

Legenda:

CMP – cardiomiopatia; AE – aurícula esquerda; AO – aorta; S – septo interventricular; VD – ventrículo direito; VE – ventrículo esquerdo; PP – parede posterior do VE

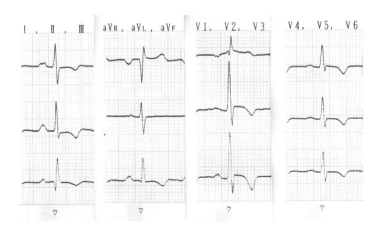

Figura 5 – **Electrocardiograma mostrando alterações de repolarização ventricular esquerda (criança com ataxia de Friedrich e cardiomiopatia hipertrófica do ventrículo esquerdo)**

Conclusão

As manifestações cardiovasculares mais frequentes das doenças neuromusculares são a cardiomiopatia, alterações da condução e arritmias. A avaliação cardíaca é fundamental no seguimento dos doentes e deve ser feita na altura do diagnóstico e depois regularmente dependendo do tipo de doença em causa (quadro II) e das alterações mais frequentes.

A terapêutica anticongestiva está indicada na presença de cardiomiopatia. Continua a ser controversa a utilização dos IECA/ betabloqueantes numa fase pré-clínica da cardiomiopatia. O transplante cardíaco poderá ter indicação nalgumas doenças neuromusculares em insuficiência cardíaca terminal.

Determinadas doenças associam-se a alterações da condução graves com indicação para implantação de pace-maker. A implantação de cardiodesfribilador terá que ser ponderada na presença de taquiarritmias com risco de morte súbita. Dada a maior sobrevida destes doentes a elevada prevalência de alterações cardiovasculares, cada vez mais estão a ser adoptadas estratégias de prevenção de morte súbita.

Quadro II – **Recomendações para a avaliação cardíaca em várias doenças neuromusculares**

Doença neuromuscular	Ecocardiograma	ECG	Holter
DMD	Inicial aos 6 anos 6- 10 anos: de 2/2 anos >10 anos: anual	Inicial aos 6 anos 6- 10 anos: de 2/2 anos >10 anos: anual	Inicial aos 6 anos >6: 1-2 anos
Mulher Portadora de DMD	Inicial aos 16 anos >16 anos: 5/5 anos	Inicial aos 16 anos >16 anos: 5/5 anos	Inicial aos 16 anos >16 anos: 5/5 anos
DMB	Inicial aos 10 anos > 10 anos: 1-2 anos	Inicial aos 10 anos > 10 anos: 1-2 anos	Inicial aos 10 anos > 10 anos: 1-2 anos
AD-EDMD (laminopatia)	Inicial ao diagnóstico Depois anualmente	Inicial ao diagnóstico Depois anualmente	Quando indicado
XL-EDMD	Inicial ao diagnóstico Depois de 5/5 anos	Inicial ao diagnóstico Depois anualmente	Quando indicado
Sarcoglicanopatias/ LGMD2I	Inicial ao diagnóstico Depois anualmente	Inicial ao diagnóstico Depois anualmente	Quando indicado
Distrofia miotónica (forma clássica)	Inicial ao diagnóstico Quando indicado	Inicial ao diagnóstico Depois anualmente	Quando indicado

(adaptado de HSU DT. Cardiac manifestations of neuromuscular disorders in children. Paediatr Respir Rev. 2010;11(1):35-8).

Bibliografia

1. Seidman JG, Seidman C. The genetic basis for cardiomyopathy: from mutation identification to mechanistic paradigms. Cell 2001;104:557–67.
2. English KM, Gibbs JL.Cardiac monitoring and treatment for children and adolescents with neuromuscular disorders. Dev Med Child Neurol. 2006;48(3):231-5).
3. American Academy of Pediatrics, Section on Cardiology and Cardiac Surgery Cardiovascular Health Supervision for Individuals Affected by Duchenne or Becker Muscular Dystrophy Pediatrics 2005; 116:1569-73
4. HSU DT. Cardiac manifestations of neuromuscular disorders in children. Paediatr Respir Rev. 2010 Mar;11(1):35-8.
5. Nigro C, Comi LI, Politano L, Bain RJ. The incidence and evolution of cardiomyopathy in Duchenne muscular dystrophy. Int J Cardiol 1990 Mar;26(3):271-7.
6. Beynon RP, Ray SG. Cardiac involvement in muscular dystrophies. QJ Med 2008;101:337-344
7. Kajimoto H, Ishigaki K, Okumura K, Tomimatsu H, Nakazawa M, Saito K et al Beta-blocker therapy for cardiac dysfunction in patients with muscular dystrophy. Circ J. 2006 Aug;70(8):991-4.
8. Rhodes J, Margossian R, Darras BT, Colan SD, Jenkins K J, Geva T, Powell AJ. Safety and Efficacy of Carvedilol Therapy for Patients with Dilated Cardiomyopathy Secondary to Muscular Dystrophy .Pediatr Cardiol 2008; 29 (2): 343-351
9. Jefferies JL, Eidem BW, Belmont JW, Craigen WJ, Ware SM,Fernbach SD, Neish SR, Smith EO, Towbin JA. Genetic predictors and remodeling of dilated cardiomyopathy in muscular dystrophy. Circulation 2005112:2799-2804
10. Duboc D, Meune C, Lerebours G, Devaux JY, Vaksmann G, Becane HM.Effect of perindopril on the onset and progression of left ventricular dysfunction in Duchenne Muscular disease. J Am Coll Cardiol 2005;45:855-857.
11 Duboc D, Meune C, Pierre B, Wahbi K, Eymard B, Toutain A, Berard C, Vaksmann G, Becane HM. Perindopril preserves left ventricular function in X-linked Duchenne muscular dystrophy Eur Heart J 2007; 9 (suppl E): E20-E24
12. Ramaciotti C, Heistein LC, Coursey M, Lemler MS, Eapen RS, Iannaccone ST, Scott WA. Left ventricular function and response to enalapril in patients with Duchenne muscular dystrophy during the second decade of life. Am J Cardiol 2006;98:825-827.
13. Ishihara T. Management of patients with Duchenne muscular dystrophy. Nou To Hattatsu 2004; 36: 130– 135.
14. Nigro G, Comi LI, Politano L, Limongelli FM, Nigro V, De Rimini ML, Giugliano MA, Petretta VR, Passamano L, Restucci B, et al.Evaluation of the cardiomyopathy in Becker muscular dystrophy. Muscle Nerve. 1995 ;18(3):283-91.
15. Boriani G, Gallina M, Merlini L, Bonne G, Toniolo D, Amati S, et al. Clinical relevance of atrial fibrillation/flutter, stroke, pacemaker implant, and heart failure in Emery-Dreifuss muscular dystrophy: a long-term longitudinal study. Stroke (2003) 34:901–8
16. Dellefave LM, McNally EM. Cardiomyopathy in neuromuscular disorders. Progress in Pediatric Cardiology 2007; 24(1): 35-46

17. Bushby K, Muntoni F, Bourke JP. 107th ENMC international workshop: the management of cardiac involvement in muscular dystrophy and myotonic dystrophy. 7th-9th June 2002, Naarden, The Netherlands. Neuromuscul Disord (2003) 13:166–72
18. G Pelargonio, A Dello Russo, T Sanna, G De Martino, F Bellocci Myotonic dystrophy and the heart Heart 2002;88:665-670
19. Seznec H, Simon D, Monassier L; et al. Idebenone delays the onset of cardiac functional alteration without correction of Fe-S enzymes deficit in a mouse model for Friedreich ataxia. *Hum Mol Genet.* 2004;13:1017-1024.
20. Rustin P, Rotig A, Munnich A, Sidi D. Heart hypertrophy and function are improved by idebenone in Friedreich's ataxia. *Free Radic Res.* 2002;36:467-469.
21. Di Prospero NA, Sumner CJ, Penzak SR, Ravina B, Fischbeck KB, Taylor P. Safety, Tolerability, and Pharmacokinetics of High-Dose Idebenone in Patients With Friedreich Ataxia Arch Neurol. 2007;64(6):803-808.

CAPÍTULO IV
ACOMPANHAMENTO E TRATAMENTO

Teresa Mirco e José Corte Real
Fisiatra do Hospital de Santa Maria
Fisioterapeuta do Hospital Pediátrico de Coimbra

Reabilitação nos doentes com Patologia Neuromuscular

As doenças neuromusculares são patologias que podem atingir as células do corno anterior da medula, nervo periférico, junção neuromuscular pré ou pós sináptica ou músculo. São múltiplas, hereditárias/adquiridas, miopáticas/neuropáticas, de aparecimento mais precoce ou mais tardio, de prognóstico vital/funcional, de muito reservado a bom.

Tendo como premissa uma ou duas das patologias, como, por exemplo, a Distrofia Muscular de Duchenne e a Atrofia espinhal, serão focados os pontos principais da reabilitação destes doentes.

A reabilitação deve ser iniciada no momento do diagnóstico, tendo como objectivo prolongar ao máximo a capacidade funcional do doente, tentando prevenir ou adiar o aparecimento das várias complicações conhecidas nestas doenças, com a devida variação individual. Um ponto comum nestas patologias é a fraqueza muscular. Este é o ponto de partida para um ciclo vicioso, no qual surgem menor mobilidade, contracturas, perda de flexibilidade do tecido conjuntivo, maior fatigabilidade muscular, atrofia por desuso, deformidade, défice funcional.

Consideram-se pontos essenciais da intervenção da Medicina Física e de Reabilitação os seguintes:

- Fraqueza muscular
- Diminuição activa e passiva das amplitudes articulares
- Perda da capacidade de ortostatismo

- Perda da marcha
- Alteração da estática da coluna
- Diminuição da função pulmonar
- Diminuição da capacidade funcional
- Trauma emocional do doente e da família

A avaliação inicial e regular destes doentes é essencial para avaliação da terapêutica e do grau de progressão da doença. Apesar da capacidade funcional se manter no tempo, de acordo com as diferentes patologias, a força muscular continua a diminuir insidiosamente.

É de máxima importância a aplicação do teste muscular sistematizado e em músculos chave (trapézio, deltóide, peitoral, grande dorsal, tricipete, rombóide, psoas ilíaco, quadricipete, grande e médio glúteo, tibial anterior, abdominais). A avaliação quantitativa das amplitudes das diferentes articulações (goniometria), deve ser executada preferencialmente pela mesma pessoa. Algumas articulações e movimentos devem ser sempre examinados, nomeadamente, extensão da coxo femoral, extensão do joelho, dorsiflexão da tíbio társica. Também é importante a observação da flexibilidade/rigidez do tensor da fascia lata e a avaliação sistematizada clínica e radiográfica da coluna vertebral, principalmente na fase de perda de marcha.

Existem escalas próprias para a avaliação funcional das doenças neuromusculares (DNM) em crianças tais como:

- Escala de Hammersmith (avaliação motora e funcional mais dirigida à atrofia espinhal, com adaptações para outras patologias), desenvolvida pela equipa do Hammersmith Hospital em Londres; recentemente foi proposta a sua modificação pela equipa do John Hopkins Hospital em conjunto com a Universidade de Northwestern para a avaliação específica de crianças não ambulatórias com Atrofia Espinhal Tipo II e Tipo III
- Escala MFM (Medida de Função Motora) utilizada em França, desenvolvida pela equipa de Pediatria do Hospital Lyon Sud e em fase de validação para a população portuguesa.
- Escala MIF (Medida de Independência Funcional) que nos permite quantificar as modificações nas actividades da vida diária.

Um dos trajectos evolutivos das DNM é por exemplo a diminuição da força no músculo psoas ilíaco com aparecimento do flexo da anca, perda de força dos extensores do joelho e aparecimento de uma hiperlordose compensatória, numa tentativa de alinhar o centro de gravidade e obter maior estabilidade, sendo frequente o alargamento da base de sustentação com marcha em equino. Este apoio do pé com flexão plantar da tibiotársica induz contracturas, promovendo a inversão do pé. Toda a perda de força, diminuição das amplitudes articulares e as novas posturas, limitam o ortostatismo e a marcha, e os doentes passam mais tempo sentados. A perda da marcha surge por exemplo por volta dos 12, 13 anos, no Duchenne. A partir daqui aparecem novas complicações como por exemplo escoliose e agravamento da função respiratória.

Pontos fulcrais para a reabilitação destes doentes

Exercício

Os exercícios com esforços submáximos, e de repetição previnem a atrofia de desuso; o objectivo é manter alguma capacidade muscular e maximizar a capacidade de transporte de oxigénio. O papel dos exercícios resistidos é controverso. O tempo de relaxamento muscular deve ser sempre no mínimo o dobro do período de contracção. Na criança tem de se ter sempre em consideração as condições específicas da doença e a fase de desenvolvimento e maturação em que a criança se encontra.

Contracturas/retracções

Para se evitar uma perda completa, activa ou passiva, da amplitude articular tem de se mobilizar diariamente as articulações, os músculos e os tecidos moles circundantes. Os estiramentos devem ser diários, passivos até ao limite da dor. Idealmente deveriam ser feitos em meio aquático, a uma temperatura de 34 graus durante cerca de 30 minutos. Se a imersão for completa deve ser feita inicialmente uma avaliação cuidadosa dos músculos intercostais, dos volumes ventilatórios e da função cardíaca, pois estes parâmetros condicionam o grau de imersão vertical. Devem ser utilizadas ortóteses de posicionamento, a seguir à mobilização e estiramento, feitas em moldes individuais e que contrariem as posturas em deformação expectáveis. Por exemplo, a nível do pé e tibiotársica, devem contrariar o varismo e promover a dorsiflexão a pelo menos 90 graus. Estas ortóteses devem ser utilizadas antes da instalação das contracturas, inicialmente com ritmo nocturno e posteriormente também diurno quando o doente faz ortostatismo com auxílio e na fase de cadeira de rodas. Uma chamada de atenção para a necessidade de fazer estiramentos do tensor da fascia lata logo desde o inicio do diagnóstico da doença, pois, devido aos seus pontos de inserção, se surgir um encurtamento, isto irá promover o aparecimento de assimetrias a nível da bacia, podendo condicionar a estática da coluna, obliquidades pélvicas e o padrão de marcha, principalmente quando associado a diminuição da força do músculo médio glúteo. O estiramento do Tensor da Fascia Lata é feito da seguinte maneira: o doente é colocado em decúbito ventral; a bacia bem estabilizada com o nosso braço ou com a ajuda de uma faixa; depois executa-se o estiramento que é composto por dois movimentos: primeiro extensão, seguido de adução da anca. Insistir na adução, pelo menos 3 vezes, e descansar. Repetir o exercício 3 vezes por dia, e, de cada vez, fazer o estiramento pelo menos 5 vezes. Não esquecer que não se deve ultrapassar o limiar da dor.

Alterações da estática da coluna

Numa fase ambulatória, a principal alteração é a hiperlordose. Esta não deve ser corrigida pois é uma alteração compensatória que permite a marcha. Deve sim compensar-se passivamente em sessões de fisioterapia com exercícios de flexibilidade da coluna em que predominem os exercícios para os músculos flexores. Para se tentar optimizar a marcha e diminuir o consumo energético, deve ser feito continuamente um treino de equilíbrio estático e dinâmico, utilizando positivamente as posturas compensatórias. Quando ainda se consegue ortostatismo este deve ser diário em Standing frame, se possível duas a três vezes.

Uma vez perdida a capacidade da marcha, a adaptação à posição sentada é feita de um compromisso entre a prevenção das deformações, da lei da gravidade, e a existência de funções motoras e vitais. A posição na cadeira facilita o aparecimento de alterações do foro ortopédico, como por exemplo obliquidade pélvica e escoliose. Devem continuar a ser feitos exercícios de estiramento e mobilização articular analíticos, exercícios de sustentação de peso nos membros inferiores utilizando o plano inclinado, aplicação de ortóteses tipo tala posterior e agora também ortóteses de tronco.

Alteração da função respiratória

À medida que a DNM progride, a fraqueza muscular atinge também os músculos respiratórios principais e acessórios. Quando o doente passa à fase de perda de marcha esta função pode agravar, associando ao défice intrínseco muscular, o aumento não controlado da pressão abdominal, a eventual escoliose progressiva, a diminuição de força e de amplitude articular das cinturas escapulares, o mecanismo de tosse ineficaz e o acúmulo de secreções. Surgem padrões restritivos ventilatórios com hipoventilação de zonas normalmente perfundidas, dando origem a microatelectasias, hipoxémia e eventual descompensação cárdio pulmonar consoante a patologia em causa. Aparecem alguns dos sintomas de hipoventilação, como, por exemplo: distúrbios do sono, como pesadelos e insónia, fadiga, cefaleia matinal, alteração da voz para mais débil, etc.

Os principais pontos de actuação da reabilitação a nível respiratório nestes doentes são a manutenção dos volumes ventilatórios, manutenção da capacidade de expansão da caixa torácica, diminuição do volume residual e do espaço morto, prevenção do acúmulo de secreções e expulsão das mesmas através de mecanismos que promovam a tosse eficaz.

A fisioterapia tem um papel importante promovendo a mobilização articular das cinturas escapulares e articulações esterno costo claviculares, aceleração passiva do fluxo expiratório, ensino de posturas facilitadoras da ventilação consoante a patologia (ex: a parésia diafragmática é auxiliada pela posição de sentado, o que é muito importante nas crianças, pois o seu diafragma tem menor proporção de fibras resistentes à fadiga), massagem superficial dos músculos intercostais (a profunda não é indicada, pois aumenta o ácido láctico, promovendo maior fadiga), manobras de pressão profunda de expiração, percussão e vibração para ajudar na mobilização das secreções nas diferentes posturas de drenagem, aumento do volume inspiratório através da espirometria incentivada e da respiração sibilada. A musculatura inspiratória dos doentes com DNM é fraca e sem força suficiente para gerar um fluxo adequado para excreção de secreções. Para auxílio na sua remoção utilizam-se técnicas manuais e mecânicas que na maior parte das vezes têm de ser complementares. O auxílio manual baseia-se na aplicação de pressão abdominal no início da expiração e como ajuda mecânica utiliza-se com frequência o "Cough Assist", num jogo de alternância entre pressão positiva e negativa, inspiração/expiração/pausa, com parâmetros definidos individualmente durante a observação médica. Em alguns locais advoga-se a utilização do "relaxador de pressão", para favorecer o crescimento torácico e alveolar na idade normal da multiplicação do número de alvéolos (depois dos 9-10 meses), e no momento do surto de crescimento pubertário, pois o aumento do volume pulmonar nesta fase está limitado, no caso de paralisia dos músculos intercostais e de existência de escoliose. A utilização em casa, pelos pais, dos meios mecânicos, é muitas vezes de extrema importância, sendo necessário o devido ensino nos locais especializados para o efeito. Nas DNM, mais importante do que o aporte de oxigénio é a optimização dos volumes ventilatórios, potenciando ao máximo a pouca força dos músculos respiratórios, expandindo a caixa torácica e removendo as secreções de forma eficaz. Nunca é demais relembrar que os doentes neuromusculares NÃO PRECISAM DE OXIGÉNIO, MAS SIM DE AJUDA NA RESPIRAÇÃO.

Ortóteses

A ortotetização nas DNM, tem como finalidade prevenir e lutar contra as deformações ortopédicas e preservar a função.

As ortóteses de tronco adquirem a máxima importância quando o doente perde a marcha. Existem várias que devem respeitar princípios básicos como facilidade de colocação, função de manutenção/suporte, boa tolerância e respeitar a capacidade respiratória do doente. Com a sua colocação tenta-se obter uma lordose fisiológica, evitar o efeito restritivo sobre o tórax, variando os pontos de apoio, atrasar o aumento do grau de escoliose e promover tracção axial. Actualmente, a ortótese Garchois executada em plexidur, é a que mais respeita estes princípios e é melhor tolerada pelos doentes. Na impossibilidade de utilizar uma ortótese de tronco pode-se dar conforto através de assentos moldados individualmente, mas a progressão da curvatura é mais rápida. Após ortotetização, o doente tem de ser avaliado em relação aos parâmetros ventilatórios com e sem ortótese. Se a ortótese tiver apoio mentoniano deverão ser avaliados os músculos respiratórios acessórios.

As ortóteses dos membros inferiores mais utilizadas são as talas posteriores executadas em material termomoldável, para posicionamento, as ortóteses cruro podálicas, com peça de rótula, sem apoio isquiático e com molde único incorporado para o pé com plantar adaptado, bilaterais e que podem ser utilizadas com calçado tipo ténis. Devem ser feitas em material leve e são utilizadas na fase de marcha com auxílio e posteriormente para ortostatismo. Em alguns doentes estão contraindicadas, pelo consumo energético associado que dificulta mais a marcha. A sua adaptação depende de uma avaliação individual.

Ajudas técnicas

Na fase de marcha, a maior parte dos doentes é mais independente sem utilizar qualquer tipo de ajuda técnica. Quando a fadiga aumenta para curtas distâncias, muitos aceitam a utilização de andarilhos com rodas, preferencialmente com apoio para sentar. Nesta fase deverá ser proposta cadeira de rodas manual para longas distâncias e para prevenir quedas por cansaço.

Uma vez perdida a marcha, a cadeira de rodas passa a permanente. Enquanto existe capacidade para auto mobilização, a cadeira deve ser manual, ultraleve, com as rodas e os aros adaptados para propulsão pelo doente. Quando o doente perde esta capacidade deverá prescrever-se uma eléctrica. Pontos-chave na cadeira são o assento, que deve ser rígido, para prevenir a obliquidade pélvica, com possibilidade de basculação e de reclinação, largura adaptada, apoios de pés individualizados com suporte, kit de posicionamento com cunhas, braços amovíveis para facilitar as transferências, encosto também rígido com eventual prolongamento e as adaptações necessárias a uma ortótese de tronco. Poderá ser necessário apoio de cabeça tipo Whitmeyer. Existe toda uma panóplia de acessórios que deverão ser adaptados individualmente, como, por exemplo, os suportes para ventiladores e baterias.

As camas articuladas e colchões antiescara, além dos evidentes benefícios para o familiar/cuidador nas actividades da vida diária e para o trofismo da pele do doente, também facilitam a parte ventilatória, na medida em que proporcionam posturas facilitadoras da diminuição da pressão abdominal.

Os elevadores de transferência são também uma ajuda preciosa, principalmente quando falamos de doentes pesados e totalmente dependentes de terceira pessoa.

Uma palavra para o papel essencial da Terapia Ocupacional, na adaptação das diferentes ajudas técnicas, confecção de algumas ortóteses, optimização do espaço em que doente e familiar ou cuidador vivem. É também a terapia ocupacional que tenta manter o potencial muscular, articular e funcional das mãos e faz a adequação permanente das potencialidades presentes em cada fase da doença às actividades da vida diária especialmente aquelas em que estejam envolvidos os membros superiores.

Como conceitos finais há que reter que nenhum dos tratamentos de reabilitação impede a progressão da doença neuromuscular. Pode prevenir ou atrasar algumas das complicações. A reabilitação da criança com doença neuromuscular é um desafio, na medida em que tem de estabelecer a ligação entre todos os cuidados normais e as diferentes etapas do desenvolvimento, com os tratamentos adequados às diferentes fases da doença. Não esquecer, por exemplo, que um adolescente doente tem os mesmos desejos e quer experimentar tudo tal como um seu congénere saudável. A cadeira de rodas, por exemplo, é melhor aceite por um rapaz adolescente se o seu manípulo for um joystick como o dos jogos electrónicos do que uma simples alavanca e, se for uma rapariga, a cor da cadeira reveste-se de uma importância extrema.

A reabilitação também se deve preocupar com a adaptação das ajudas técnicas no meio escolar e proporcionar através dos técnicos de fisioterapia ou terapia ocupacional o ensino dos professores na optimização do uso das ortóteses e ajudas técnicas durante o período escolar.

A Medicina Física e de Reabilitação é tudo isto e muito mais e não esquece que uma criança não é um adulto em miniatura, seja ela saudável ou portadora de alguma doença.

CAPÍTULO V
COMPROMISSO RESPIRATÓRIO NA DOENÇA NEUROMUSCULAR DA CRIANÇA

Maria Helena Estêvão
Pediatra, responsável pelo Laboratório de Sono e Ventilação,
Unidade de Pneumologia, Hospital Pediátrico de Coimbra

Introdução

O avanço da tecnologia e a melhoria dos cuidados de saúde permitiu um aumento da sobrevida das crianças com doença neuromuscular (DNM). No entanto, estas crianças mantêm uma morbilidade respiratória acrescida pela ocorrência de infecções respiratórias recorrentes e a sua principal causa de mortalidade é a insuficiência respiratória (1) que pode resultar de um evento agudo ou da progressão de falência crónica (2).

A insuficiência respiratória, sumariamente devida a doença parenquimatosa ou a disfunção da bomba respiratória, tem nesta última o seu principal desencadeante na criança com DNM. Os vários componentes da bomba respiratória – elementos da caixa torácica, músculos respiratórios e centro de controlo respiratório – terão uma participação diferente consoante a DNM e assim a sintomatologia vai diferir não só na gravidade como na idade de aparecimento. Deste modo, enquanto que a sintomatologia respiratória é muito precoce (período neonatal), podendo até ser fatal na atrofia espinhal anterior tipo 1a, ela é muito mais tardia na miopatia de Duchenne (habitualmente após o início da puberdade) e, nalgumas afecções (ex. sarcoglicanopatias), pode mesmo não haver manifestações respiratórias em idade pediátrica.

A ocorrência de complicações respiratórias decorrentes das DNM é conhecida desde longa data, mas a sua interrelação com o sono foi identificada mais recentemente (3). Esta relação estreita favorece a ocorrência de manifestações que, não sendo raras, são frequentemente subestimadas por serem subtis (4).

A estes factos acrescem determinadas particularidades próprias das crianças que as torna mais susceptíveis às complicações respiratórias (5).

O conhecimento da evolução natural de cada doença e, por outro lado, a noção das diferenças existentes nas crianças assumem um papel preponderante no tratamento precoce das complicações respiratórias ou, mais importante ainda, na sua prevenção e adiamento.

Aspectos fisiológicos

O lactente e a criança mais pequena estão em desvantagem fisiológica no aspecto respiratório relativamente a outras crianças maiores e aos adultos. Esta inferioridade é acrescida no caso de existir uma fraqueza muscular. A parece torácica das crianças mais pequenas é bastante mais complacente do que a das crianças maiores o que dificulta a criação de volumes correntes adequados. Se se associar uma fraqueza muscular com diminuição do tónus da musculatura inspiratória, há dificuldade em manter uma capacidade residual funcional, predispondo ao encerramento das vias aéreas e aparecimento de atelectasias. As vias aéreas têm um menor calibre e consequentemente há um aumento da resistência aérea intratorácica. As grandes vias aéreas centrais são mais colapsáveis devido ao aumento da sua complacência.

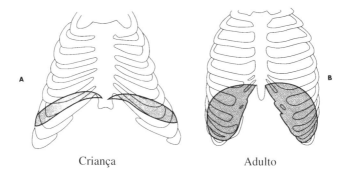

Figura1 – **Diferenças anatómicas entre o tórax de uma criança (A) e o de um adulto (B)**

Normalmente, há desde o nascimento até ao fim do 3.º - 4.º ano de vida uma multiplicação muito importante dos alvéolos; depois, este crescimento diminui para parar por volta dos 8 anos, após o que ocorre um aumento de tamanho dos alvéolos pulmonares. Paralelamente, a mobilização costal assegura o crescimento em comprimento das costelas e, portanto, o aumento do perímetro torácico. Quando há uma paralisia dos músculos respiratórios, em particular dos intercostais, a mobilização das costelas faz-se de maneira paradoxal. O seu comprimento será diminuído de perto de 10 cm, se o atingimento for precoce e se uma mobilização costal não for iniciada (6). A bomba respiratória é confrontada ainda com a horizontalização das costelas da criança mais pequena bem como com a diminuição da superfície de aposição do diafragma (Figura 1). À medida que aumenta a fraqueza neuromuscular, diminui a mobilidade torácica surgindo rigidez e anquilose das articulações condroesternais e costovertebrais. Nas situações em que a mobilidade diafragmática se mantém surge respiração paradoxal, por expansão abdominal e contracção da parede torácica anterior, situação que favorece o aparecimento de pectus excavatum (7) – Figuras 2 e 3.

A fraqueza da mecânica ventilatória é desafiada perante qualquer insulto às vias aéreas baixas com rápida instalação de uma insuficiência respiratória. Os poros de Kohn do lactente estão insuficientemente desenvolvidos pelo que a circulação colateral é pobre e insuficiente para uma compensação. O número total de alvéolos pulmonares é reduzido com repercussão na elasticidade pulmonar.

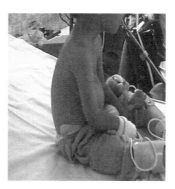

Figura 2 – **Pectus excavatum em criança de 2 anos com distrofia muscular congénita**

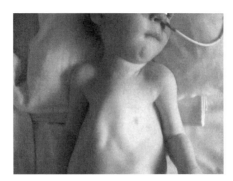

Figura 3 – **Deformação torácica em sino e *pectus excavatum* em criança de 1 ano com atrofia espinhal anterior tipo 1.**

Com o aumento da idade da criança pode surgir escoliose, com consequente diminuição dos volumes pulmonares e rotação das costelas e músculos intercostais.

O controlo da respiração nas DNM é normal, mas uma insuficiência respiratória crónica pode levar a um "embotamento" dos quimioreceptores centrais, por retenção de CO_2.

> Aumento da complacência da parede torácica
> Aumento da complacência das vias aéreas
> Maior horizontalização das costelas
> Menor superfície de aposição do diafragma
> Menor circulação colateral
> Maior período de sono
> Maior quantidade de sono REM

Quadro 1 – **Algumas diferenças das crianças com DNM relativamente aos adultos e que as pode tornar mais susceptíveis às complicações respiratórias**

O acto da tosse tem três componentes muito importantes: força da musculatura inspiratória (habitualmente necessária >60% da capacidade pulmonar total na inspiração que precede a tosse), encerramento da glote e força da musculatura expiratória. A diminuição da eficácia de qualquer destes componentes condiciona uma redução do fluxo aéreo e perturba o mecanismo da tosse, facilitando a acumulação das secreções e o aparecimento de atelectasias. Se se associar uma infecção respiratória aumentará a fraqueza muscular e trabalho respiratório. A fraqueza muscular pode também facilitar a disfunção da deglutição e conduzir à aspiração.

Durante o sono, as alterações fisiológicas são ampliadas aumentando a probabilidade de compromisso respiratório. Em qualquer criança, durante o sono o controlo ventilatório central diminui, a sensibilidade dos quimiorreceptores reduz-se, bem como o tónus dos músculos respiratórios e das vias aéreas superiores (Figura 4). Esta diferença tem muita importância na mecânica ventilatória e consequentemente no controlo gasométrico que leva a uma ligeira descida da saturação de oxigénio e a um aumento do CO2. Ainda durante o sono, é na fase REM que as diferenças são mais significativas atendendo a que a perda do tónus da musculatura esquelética é quase total (o que inclui os músculos acessórios) persistindo apenas a função de contracção diafragmática. Se a estas limitações fisiológicas se associar uma fraqueza neuromuscular, as manifestações de dificuldade respiratória poderão surgir de forma rápida. Assim, as limitações à bomba respiratória pelas DNM fazem-se sentir no sono antes de acontecerem na vigília (3). A primeira anomalia que ocorre é a fragmentação do sono na fase REM, por microdespertares, o que leva a uma privação de sono REM (Figura 4).

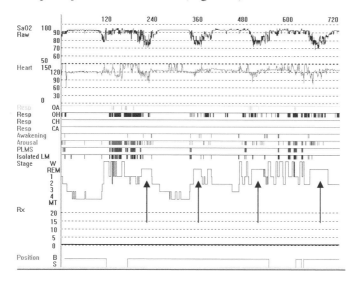

Figura 4 – **Estudo poligráfico do sono de uma criança com doença neuromuscular em que são evidentes a coincidência entre as dessaturações e os períodos de sono REM (setas). Os microdespertares (*arousal*) são também muito frequentes**

A fragmentação pode ser interpretada como uma resposta de adaptação para diminuir a duração do sono REM e por consequência das dessaturações. Inicialmente, as manifestações ocorrem só no sono REM, mas com a evolução da doença estendem-se a todo o período de sono e daí ao período da vigília.

A própria privação do sono tem também consequências respiratórias – a resposta à hipóxia e à hipercápnia está diminuída e há uma redução da função do músculo respiratório. Os músculos dilatadores tornam-se menos aptos a estabilizar as vias aéreas e surgem apneias obstrutivas durante o sono. Por outro lado, a actividade muscular da parede torácica está reduzida, favorecendo a hipoventilação (3). Como a respiração está dependente da função diafragmática durante o sono REM, há problemas acrescidos quando a DNM se caracteriza por ter envolvimento diafragmático. O volume corrente baixa muito quando os músculos acessórios ficam paralisados durante o sono REM e a respiração fica apenas dependente da respiração diafragmática (8). Os lactentes tornam-se ainda mais vulneráveis porque, por um lado, têm uma parede torácica mais complacente com volumes correntes mais baixos, e por outro, dormem mais horas durante o dia e têm uma proporção maior de sono REM. Nos lactentes normais, o trabalho diafragmático normal representa 10% da taxa metabólica basal (8).

Os efeitos da privação do sono assemelham-se a uma redução da função do lobo frontal (3, 9). Na criança maior, podem manifestar-se por uma perda da capacidade de concentração e alerta e alterações do humor e na criança mais pequena podem traduzir-se por irritabilidade.

Manifestações Clínicas

As manifestações são muito variadas e dependem do tipo de DNM (Quadro 2). Na atrofia espinal anterior de forma mais grave com manifestações prenatais (diminuição dos movimentos fetais) as manifestações respiratórias podem surgir nas primeiras horas de vida, sendo os primeiros sinais constituídos por dificuldade respiratória e polipneia. Noutras situações em que a insuficiência respiratória se instala de forma mais lenta, como, por exemplo, na distrofia muscular de Duchenne, a instalação dos sintomas respiratórios é subreptícia e é mais tardia. Atendendo à subtileza com que alguns sintomas e sinais se instalam, eles passam frequentemente despercebidos aos pais e torna-se necessário fazer um questionário dirigido e que deve ser repetido em todas as consultas (Quadro 3). Os pais devem ser alertados para o significado de determinados sintomas para que a intervenção possa ser mais precoce.

Os sinais de hipoventilação nocturna com consequente dessaturação, hipercápnia e fragmentação devem ser sistematicamente procurados: maior frequência de despertares nocturnos e de necessidade de mudança de posição, pesadelos, sudorese aumentada. A fragmentação do sono pode manifestar-se durante o dia por sonolência, cansaço, mudanças fáceis de humor, irritabilidade, dificuldade de concentração/aprendizagem. A hipercápnia resultante da hipoventilação pode manifestar-se por cefaleias matinais, anorexia (sobretudo matinal), aspecto pálido e "pegajoso". A perda de peso pode constituir um sinal de instalação da insuficiência respiratória. Noutros casos, contudo, em que há um ganho ponderal superior ao desejado (ex. miopatia de Duchenne) e se instala uma obesidade, os sintomas de um síndrome de apneia obstrutiva do sono podem ser os primeiros a ocorrer – roncopatia, apneias obstrutivas com estertor.

À medida que se verifica a progressão da doença e há um agravamento do défice muscular podem surgir dificuldades na tosse e eliminação das secreções e na alimentação. As dificuldades com a eliminação de secreções levam, na ausência de um programa de reabilitação respiratória, a infecções respiratórias repetidas e a atelectasias (Figura 5). Os engasgamentos durante as refeições, sintoma de fraqueza muscular orofaríngea, podem levar a microaspirações repetidas que, por si, facilitam a repetição de infecções respiratórias.

Nível de lesão	Doença	Compromisso muscular/respiratório
Neurónio motor	Atrofia muscular espinhal	Gen
	Atrofia muscular espinhal distal	Músculos distais dos membros
Nervo periférico	Charcot-Marie-Tooth	VAS; D
	Riley-Day	VAS
	Lesão do nervo frénico	D
	Leucodistrofias	Gen
Junção neuromuscular	Miastenia congénita	Gen
	Miastenia gravis	Gen
Muscular	Duchenne; Becker	Gen; miocárdio
	Emery-Dreifuss	Gen; miocárdio; D
	Distrofia muscular das cinturas	D; I; A
	Fascioescapulohumeral, oculofaríngea	VAS; região cervical ± D
	Merosina-deficiente	Gen
	Merosina-positiva	VAS
Distrofia miotónica	Distrofia miotónica; Distrofia miotónica congénita	VAS; miocárdio; D; diminuição *drive* central?; apneia
Miopatias congénitas	Nemalina; central core; minicore; multicore; centronuclear; miotubular; desproporção de fibras	Gen; D; VAS
Miopatias metabólicas	Deficiência de acidomaltase (doença de Pompe)	VAS; D
Miopatias mitocondriais	Deficiência de desidrogenase	Apneia; Gen
	Défice de complexo respiratório I	Gen; miocárdio
	Défice de complexo respiratório IV	Gen

Gen – Generalizado; VAS – Vías Aéreas Superiores; D – Diafragma; I – Intercostal

Quadro 2 – **Tipo de compromisso muscular e respiratório nas doenças neuromusculares mais frequentes na criança** – *adaptado de Givan DC (8)*

É necessário estar muito atento aos pequenos sinais de uma infecção respiratória que se está a instalar. A instituição de uma terapêutica antibiótica precoce pode evitar a rápida progressão da infecção e que, sem tratamento, pode conduzir a um desfecho fatal. O facto de estas crianças terem diminuição importante da força muscular e do volume corrente justifica o facto de podermos estar perante uma pneumonia grave sem que haja tiragem significativa ou alterações evidentes do murmúrio vesicular.

Nocturnos	Diurnos	Outros
Despertares frequentes	Anorexia (sobretudo matinal)	Falta de progressão ou perda de peso
Mudanças de posição frequentes	Cansaço na alimentação	Infecções respiratórias de repetição
Pesadelos	Engasgamentos	
Sudorese aumentada	Cefaleias matinais	
Ressonar	Sonolência	
	Mudança frequentes de humor	
	Irritabilidade	
	Dificuldade de concentração/aprendizagem	

Quadro 3 – **Sinais e sintomas sugestivos de compromisso respiratório mais frequentes na criança com doença neuromuscular**

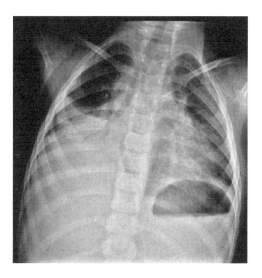

Figura 5 – **Atelectasia em provável associação a pneumonia em criança de 4 anos com défice de acidomaltase**

Nalgumas DNM é frequente o aparecimento gradual de escoliose (Figura 6), que, à medida que se vai acentuando, agrava a dinâmica ventilatória, contribuindo para a instalação mais rápida da insuficiência ventilatória e das infecções respiratórias.

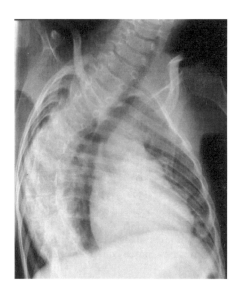

Figura 6 – **Escoliose numa criança de 7 anos com atrofia espinhal anterior**

Monitorização da função ventilatória

A função ventilatória deverá ser monitorizada de forma regular no sentido de detectar precocemente alterações cujo tratamento precoce permite um adiamento das complicações e uma melhoria importante da qualidade de vida da criança.

Há vários exames complementares que podem ser utilizados nesta monitorização e permitem avaliar a necessidade de iniciar determinada técnica terapêutica – Quadro 4.

```
Oximetria nocturna
Estudo poligráfico do sono
Gasometria / EtCO2
Estudo da função ventilatória
Peak Cough Flow
Ecocardiografia
```

Quadro 4 – **Exames complementares utilizados na avaliação regular da função ventilatória das crianças com DNM**

A *oximetria* é um exame muito útil em crianças. Pode ser utilizado no domicílio, permitindo que a criança esteja no seu meio ambiente e com um sono mais natural. Um primeiro exame pode fazer de imediato o diagnóstico de perturbação respiratória do sono (Figura 7) impondo a necessidade de actuação terapêutica urgente.

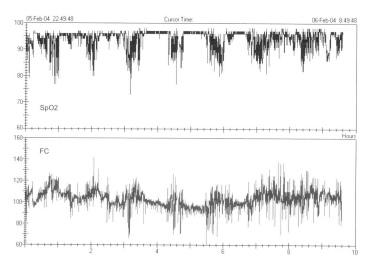

Figura 7 – **Oximetria nocturna de uma criança de 4 anos de idade com Distrofia miotónica em que são visíveis episódios muito frequentes de dessaturação (provavelmente relacionados com períodos de sono REM). A frequência cardíaca (FC) apresenta um valor médio superior ao valor normal para a idade**

O mesmo exame pode servir para fazer um controlo longitudinal da situação clínica e revelar o agravamento posterior com deterioração da função ventilatória (Figura 8).

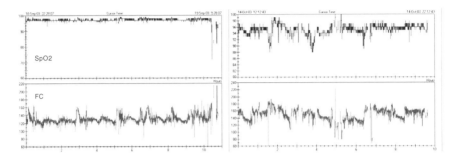

Figura 8 – **Oximetria de uma criança com atrofia espinhal anterior tipo 1 aos 2,5 e 3,5 meses: agravamento do padrão cardiorespiratório nocturno – descida do nível médio da SpO2 de 97 para 95% e dessaturações frequentes aos 3,5 meses, subida do nível médio da frequência cardíaca de 131 para 149 ciclos/minuto**

A ausência de sintomas referidos não é sinónimo de ausência de alterações, pelo que em caso de dúvidas, como, por exemplo, no caso de rastreio familiar, a oximetria é um exame fácil de realizar (Figura 9).

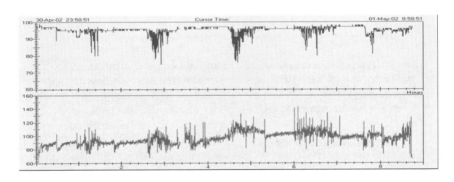

Figura 9 – **Oximetria de adolescente de 11 anos de idade, sem sintomatologia respiratória, cujo diagnóstico de défice de acidomaltase foi efectuado na sequência do diagnóstico da irmã de 13 anos, cuja apresentação consistiu numa grave insuficiência respiratória por pneumonia**

O *estudo poligráfico do sono* é outro exame complementar a que se pode recorrer e que é muito mais informativo, mas de difícil execução, por serem escassos os laboratórios que realizem esta técnica em crianças. Com este exame é possível verificar a fragmentação do sono, a correlação entre as dessaturações e as variações dos valores de CO2 no final da expiração ou transcutâneo (EtCO2 ou TcCO2) e as várias fases daquele, e a existência de microdespertares.

A vigilância regular dos gases sanguíneos com *gasometria*, particularmente por punção arterial, não se afigura muito útil. A gasometria arterial é uma técnica dolorosa e quando se consegue fazer a colheita de sangue a criança já chorou um pouco, tendo eliminado algum CO2 pela hiperventilação, havendo assim falsos resultados. Na necessidade de fazer a colheita, esta poderá realizar-se por punção capilar ou venosa. A colheita sérica tem a vantagem da medição do valor de bicarbonatos séricos, valor que a estar permanentemente elevado sugere a existência de hipoventilação crónica. Um método não invasivo e de fácil realização é a medição dos valores de CO2 no final da expiração (EtCO2) quando a criança vem à Consulta de vigilância.

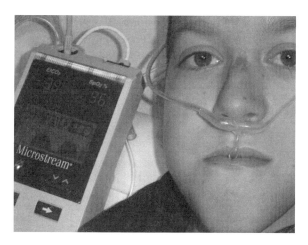

Figura 10 – **Criança com distrofia muscular congénita a fazer medição de EtCO2**

Os valores matinais de EtCO2 parecem ter correlação com os valores de PaCO2 nocturnos e assim é possível fazer uma monitorização longitudinal. A subida gradual da EtCO2 em consultas seguidas, mesmo na ausência de outros sinais de hipoventilação, deverá colocar o médico de sobreaviso para a possível instalação de insuficiência respiratória.

A existência de uma hipoxémia constante e/ou repetida, mesmo que limitada ao período de sono, pode repercutir-se a nível cardiovascular, condicionando o aparecimento de hipertensão pulmonar. A prolongar-se e a intensificar-se a insuficiência respiratória, a evolução pode fazer-se para *cor pulmonale* e, por isso, a *ecocardiografia* é um bom meio, não invasivo, de monitorização indirecta da função ventilatória e mesmo da sua evolução após a instituição de terapêutica (10), A ecocardiografia é fundamental, ainda, na avaliação da função cardíaca, naqueles casos em que a DNM está associada a miocardiopatia, como é o caso da miopatia de Duchenne.

O *estudo da função ventilatória* deve ser efectuada com regularidade a partir do momento em que há colaboração da criança. O ritmo de declínio da capacidade vital forçada (FVC) é variável de doença para doença e nalguns casos tem sido utilizado para calcular a sobrevida. Um valor de FVC superior a 60% representa uma baixo risco de hipoventilação nocturna, enquanto um valor inferior a 40% já constitui um bom valor preditivo de hipoventilação durante o sono (11). O PCF (*peak cough flow*) é reconhecido como uma medida importante da capacidade de *clearance* mucociliar (11), mas os valores de 270L/min (12), considerados no adulto como limiar para a necessidade de manobras de assistência da tosse, poderão não ser perfeitamente adequados à criança, já que crianças com menos de 13 anos poderão não ser capazes de gerar esses fluxos (13). Valores da espirometria em combinação com valores de PaCO2 diurnos têm sido utilizados para prever a necessidade de suporte ventilatório nocturno.

Embora haja alguma controvérsia, há vantagem em que a criança seja orientada para o pneumologista pediátrico a partir do momento em que é feito o diagnóstico de DNM, mesmo na ausência de sintomatologia respiratória. A frequência posterior da sua avaliação dependerá de cada caso. O contacto precoce com a criança e a família permite uma intervenção no sentido da prevenção e adiamento de complicações respiratórias. A sensibilização da família é extremamente importante nesta fase num processo que visa a optimização de cada função vital da criança.

Abordagem terapêutica

Prevenção

A maioria das medidas terapêuticas neste grupo de doenças é de suporte. Antes que se instalem as complicações respiratórias, há que procurar intervir na sua prevenção (Quadro 5).

Profilaxia regular das infecções respiratórias
Terapia respiratória regular

a. Promoção da expansão e crescimento do parênquima pulmonar
   b. Limpeza das secreções
      • Cinesiterapia
      • Aspiração de secreções
      • Tosse assistida

Manutenção de estado de nutrição adequado

Quadro 5 – **Medidas importantes na prevenção das complicações respiratórias**

A profilaxia das infecções respiratórias deve ser efectuada regularmente com as vacinas antigripal sazonal e antipneumocócica.

Atendendo ao potencial de crescimento e expansão que o parênquima pulmonar detém ainda nos primeiros anos de vida, particularmente nas DNM com maior e mais precoce compromisso da musculatura intercostal (ex: atrofia espinhal anterior), devem ser tomadas medidas nesse sentido. Mesmo após o período de crescimento pulmonar, deverão ser continuadas as manobras de expansão pulmonar, de modo a fazer o recrutamento alveolar e a evitar a anquilose das cartilagens costais. No sentido de optimizar o crescimento pulmonar e expandir a caixa torácica (prevenindo o aparecimento do *pectus excavatum*) pode ser aplicada ventilação por pressão positiva em lactentes com atrofia espinhal anterior, que ainda não apresentem sintomatologia respiratória (Figura 11).

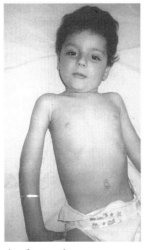

Figura 11 – **Criança de 4 anos de idade com atrofia espinhal anterior a quem foi aplicada ventilação por pressão positiva durante o sono desde os 18 meses de idade, apesar de não apresentar sintomatologia respiratória. A deformação torácica previsível nesta situação foi evitada e manteve-se sem clínica respiratória.**

O *"air-stacking"* é uma técnica que consiste na insuflação pulmonar de modo a expandir os pulmões ao máximo. Após uma inspiração profunda são adicionados volumes consecutivos de ar através de uma máscara ou peça bucal, que são retidos com a glote fechada até um máximo de expansão da parede torácica. Esta manobra é efectuada com um ressuscitador manual e é difícil de aplicar nalgumas crianças mais pequenas (Figura 12).

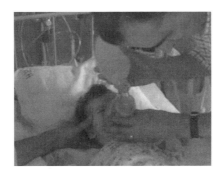

Figura 12 – **Criança de 2 anos com atrofia espinhal anterior – tentativa de promover expansão pulmonar**

A maioria das crianças com DNM vem, mais cedo ou mais tarde, de acordo com o tipo da sua doença, a necessitar de apoio na eliminação de secreções e na ventilação, particularmente durante o sono. A aspiração de secreções pode ser necessária se a criança for muito pequena ou não tiver força para se libertar das secreções. A desobstrução e mobilização das secreções das vias aéreas pode ser feita com recurso a técnicas manuais e mecânicas facilitadoras da tosse. A respiração glossofaríngea ou a autoinsuflação com ressuscitador manual aumentando a capacidade inspiratória permitem uma tosse mais eficaz. A mobilização das secreções das vias aéreas pode ser estimulada mecanicamente com um in-exsuflador mecânico (*Cough-assist®*) (Figura 13) ou ainda com equipamentos que produzem oscilação de alta frequência da parede torácica (Vest®) (Figura 14) ou ventilação de percussão intrapulmonar.

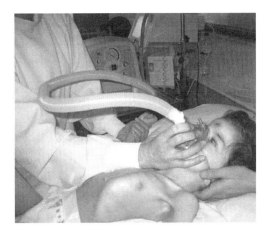

Figura 13 – **Criança de 7 anos a fazer assistência mecânica da tosse com in-exsuflador mecânico**

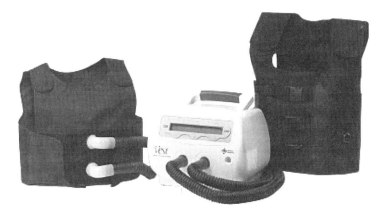

Figura 14 – **Equipamento de oscilação de alta frequência utilizado na higiene brônquica**

A manutenção de um estado nutricional é extremamente importante. Tanto a desnutrição como o excesso de peso desfavorecem grandemente a mecânica ventilatória. A vigilância regular do estado de nutrição é crucial. Em caso de haver disfunção bulbar e/ou engasgamentos importantes e/ou desnutrição acentuada pode haver necessidade de recorrer a uma gastrostomia. A pesquisa de refluxo gastroesofágico e o seu tratamento são fundamentais no sentido de evitar aspirações. Na ausência de resposta a tratamento pode haver necessidade de recorrer ao tratamento cirúrgico com a realização de fundoplicatura de Nissen.

Tratamento

Apoio ventilatório

A fraqueza muscular crescente e todos os outros problemas secundários condicionam uma insuficiência respiratória cujas primeiras manifestações surgem durante o sono. A utilização de oxigénio suplementar poderia melhorar a hipóxia que ocorre durante o sono, mas, ao remover o estímulo da hipóxia para a ventilação, condiciona o risco de agravamento da hipoventilação e de agravamento da hipercápnia. A sua utilização reduz o número de microdespertares, mas aumenta a duração das apneias e hipopneias. A forma mais eficaz de tratamento é o suporte ventilatório durante o sono. A ventilação, ao diminuir o trabalho da respiração, constitui uma reserva de energia para os músculos respiratórios.

O desenvolvimento da tecnologia e a modalidade de ventilação não invasiva (VNI), ao facilitar o apoio ventilatório no domicílio, veio trazer uma nova dimensão na abordagem de muitas DNM antes consideradas fatais (14). Esta experiência iniciada nos adultos e posteriormente timidamente transportada para as crianças, por se pensar que a adaptação às máscaras nasais seria difícil, tem sofrido um desenvolvimento significativo. Os resultados têm sido positivos e são várias as referências de crianças submetidas a VNI, em que se incluem algumas com DNM (15-17).

A VNI consiste num apoio à ventilação do doente efectuado através de um fluxo aéreo, sob pressão ou volume, gerado por um ventilador e que é aplicado ao doente através de uma interface. A interface mais frequentemente utilizada é a máscara (Figura 15).

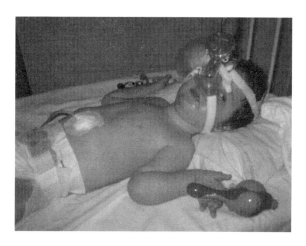

Figura 15 – **Criança com DNM com apoio ventilatório por máscara nasal**

A VNI veio contribuir para aumentar a longevidade das crianças portadoras desta patologia, ao mesmo tempo que melhora significativamente a sua qualidade de vida com redução no número de infecções respiratórias, no número de dias de hospitalização e nos dias de internamento em Cuidados Intensivos (18,19).

A ventilação por traqueostomia tem sido apontada como mais eficaz para uma ventilação a longo prazo, mas em cerca de 40% dos doentes surgem complicações: lesão da traqueia, hemorragia, fístulas, obstrução por tecido de granulação ou estenose, infecção mais fácil (10,20), dificuldade na fonação, problemas de autoimagem. O recurso à traqueostomia tem assim vindo a diminuir e a ventilação por interface naso-oral tem sido preferida mesmo em casos com necessidade de longos períodos de ventilação durante o dia.

Não existe consenso quanto aos critérios para início do apoio ventilatório. A técnica deve ser apresentada e discutida com o doente e a família. Idealmente a sua colocação deve ser programada e antes da criança entrar em insuficiência ventilatória (21).

A modalidade ventilatória pode variar de acordo com a patologia e com a experiência do centro e tipo de ventiladores disponíveis.

A interface utilizada, na criança, na modalidade não-invasiva é sobretudo a máscara nasal. A máscara naso-oral é habitualmente evitada no início pelo risco de aspiração de vómito que comporta na criança. No entanto, por vezes, torna-se necessário o recurso à máscara que engloba o nariz e a boca quando há abertura da boca durante o sono (Figura 16). A peça bucal, interface que é por vezes utilizada com a ventilação diurna, é menos utilizada em Pediatria, por ser necessária uma maior colaboração por parte da criança.

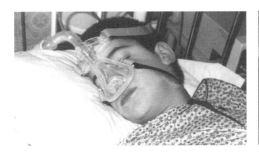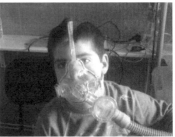

Figura 16 – **Criança com miopatia nemalínica, em que houve necessidade de mudar de máscara nasal para naso-oral**

O treino é habitualmente feito em internamento de 3 a 5 dias, recorrendo a períodos crescentes de ventilação até que a criança fique com apoio ventilatório durante toda a noite. As complicações que ocorrem são habitualmente fáceis de ultrapassar, e após alguma experiência podem começar a ser antecipadas. A secura das mucosas pode ser melhorada com a inclusão de um humidificador no circuito do ventilador. O aparecimento de feridas de pressão no dorso do nariz começa a tornar-se menos frequente desde que começaram a surgir maior variedade de máscaras pediátricas. Esta maior variedade permite fazer a alternância de máscaras em noites consecutivas e assim variar os pontos de apoio com menor risco de aparecimento de úlceras de pressão. Este facto é extremamente importante nas crianças mais pequenas com a face ainda em crescimento, podendo assim evitar-se a hipoplasia do maciço central da face devido à pressão contínua exercida pela máscara no mesmo local da face.

A adesão da criança ao tratamento é extremamente importante para que se obtenha alguma eficácia, e aquela está essencialmente dependente da adesão dos pais, particularmente nas crianças mais pequenas, que têm que estar motivados e compreender muito bem quais os benefícios que daí advêm para os seus filhos.

A ventilação, para além de corrigir/reduzir alterações gasométricas, pode ainda ter um efeito positivo no crescimento pulmonar e da parede torácica (22).

O tratamento adequado das infecções respiratórias no DNM é fundamental. O reconhecimento precoce dos sinais subtis de uma infecção respiratória ou da instalação de uma atelectasia são cruciais para uma abordagem terapêutica correcta e atempada. Numa situação aguda, se houver uma descida gradual da SpO2 em relação ao valor habitual, é mais provável que a causa seja uma pneumonia; no caso da queda da SpO2 ser abrupta a atelectasia é a hipótese mais provável. A antibioterapia deve ser prescrita precocemente na suspeita de infecção e as técnicas facilitadoras de mobilização de secreções rapidamente instituídas.

O tratamento do doente neuromuscular é multidisciplinar e assim exige que, para além do aspecto ventilatório, seja dada atenção aos vários problemas que se podem associar – escoliose, disfunção cardíaca, perturbação nutricional – e de cujo equilíbrio conjunto depende a qualidade de saúde da criança.

Em resultado da maior sobrevida destas crianças e da melhoria da sua qualidade de vida, outras questões se têm vindo a colocar de forma crescente, nomeadamente na transição destes doentes para serviços de adultos e ainda nas estratégias de integração na vida social.

Bibliografia

1. Panitch HB. The Pathophysiology of Respiratory Impairment in Pediatric Neuromuscular. Pediatrics 2009; 123; S215-S218
2. Gozal D. Pulmonary Manifestations of Neuromuscular Disease With Special Reference to Duchenne Muscular Dystrophy and Spinal Muscular Atrophy. Pediatric Pulmonology 2000; 29:141–150.
3. Beckerman RC, Brouillette RT, Hunt CE (ed). Respiratory Control Disorders in Infants and Children. Baltimore: Williams & Wilkins 1992.
4. Simonds AK, Ward S, Heather S, Bush A, Muntoni F. Outcome of paediatric domiciliary mask ventilation in neuromuscular and skeletal disease. Eur Respir J 2000; 16: 476-81.
5. Estêvão MH, Santos MJ. Indications of non-invasive ventilation in chronic pediatric pathologies. In: Medina A, Pons M, Martinón-Torres (eds).Non- Invasive Ventilation in Pediatrics (2th Edition) Madrid: Ergon 2009; 125-136.

6. Barois A, Leclair-Richard D, Abinum M-Fotoc, Golovtchan C. Principes de la prise en charge d'un enfant atteint de maladie neuromusculaire. In: Barois A (ed). Maladies neuromusculaires (Progrès en pediatrie). Paris; Doins éditeurs 1998; 20-42.
7. Kennedy JD,; Martin AJ. Chronic respiratory failure and neuromuscular disease. Pediatr Clin N Am 2009; 56: 261-273.
8. Loughlin GM, Caroll JL, Marcus CL. Sleep and Breathing in Children. A Developmental Approach. New York: Marcel Dekker, Inc.2000.
9. Shneerson J. Sleep in neuromuscular and thoracic cage disorders. Eur Respir Mon 1998;10: 324-344.
10. Robert D, Willig TN, Paulus J, Leger P. Long-Term nasal ventilation in neuromuscular disorders: report of a Consensus Conference. Eur Respir J 1993; 6: 599-606.
11. Wallgren-Petterssona C, Bushbyb K, Melliesc U, Simonds A. 117th ENMC Workshop: Ventilatory Support in CongenitalNeuromuscular Disorders – Congenital Myopathies, Congenital Muscular Dystrophies, Congenital Myotonic Dystrophy and SMA (II) 4–6 April 2003, Naarden, The Netherlands. Neuromuscular Disorders 2004; 14: 56–69.
12. Tzeng AC, Bach JR. Prevention of pulmonary morbidity for patients with neuromuscular disease. Chest 2000; 118(5): 1390-6.
13. Panitch HB. Respiratory Issues in the Management of Children With Neuromuscular Disease. Respiratory Care 2006; 51(8): 885-893.
14. Hardart MKM, Truog RD. Spinal muscular atrophy – type I. Arch Dis Child 2003; 88: 848-850.
15. Simonds AK, Ward S, Heather S, Bush A, Muntoni F. Outcome of paediatric domiciliary mask ventilation in neuromuscular and skeletal disease. Eur Respir J 2000; 16: 476-81.
16. Estêvão MH. Ventilação Não-invasiva no Domicílio em Pediatria. Acta Pediatr Port 2000; 2(31): 135-41.
17. Jardine E, O'Toole M, Paton JY, Wallis C. Current status of long term ventilation of children in the United Kingdom: questionnaire survey. BMJ 1999; 318: 295-9.
18. Katz S, Selvadurai H, Keilty K et al. Outcome of non-invasive positive pressure ventilation in paediatric neuromuscular disease. Arch Dis Child 2004; 89(2): 121-4.
19. Dohna-Schwake C, Podlewski, P, Voit, T, Mellies U. Non-Invasive Ventilation Reduces Respiratory Tract Infections in Children With Neuromuscular Disorders. Pediat Pulmonol 2008; 43: 67–71.
20. Donnelly MJ, Lacey PD, Maguire AJ. A twenty-year (1971-1990) review of tracheostomies in a major pediatric hospital. Pediatr Otol Rhinol Laryngol 1996; 35: 1-9.
21. Mallory GB. Pulmonary Complications of Neuromuscular Disease. Pediat Pulmonol, Supplement 2004; 26:138–140.
22. Bach JR, Bianchi C. Prevention of pectus excavatum for children with spinal muscular atrophy type 1. Am J Phys Med Rehabil 2003; 82(10): 815-9.

CAPÍTULO VI
CUIDADOS RESPIRATÓRIOS EM DOENÇAS NEUROMUSCULARES

Miguel R. Gonçalves, Luana Souto Barros, João Carlos Winck
Unidade de Fisiopatologia e Ventilação, Serviço de Pneumologia,
Hospital S. João, Faculdade de Medicina, Universidade do Porto

Introdução

A insuficiência respiratória (IR) pode ser definida como a condição clínica na qual o sistema respiratório não consegue manter os valores da pressão arterial de oxigénio (PaO2) e/ou da pressão arterial de dióxido de carbono (PaCO2) dentro dos limites da normalidade, para determinada demanda metabólica(1). A IR é classificada como Insuficiência Respiratória hipoxémica (IRH) ou Insuficiência Respiratória ventilatória (IRV). Na IRH os distúrbios fisiopatológicas levam à instalação de hipoxémica, mas a ventilação está mantida. Caracteriza-se, portanto, pela presença de quedas da PaO2 com valores normais ou reduzidos da PaCO2. Compreende doenças que afectam, primariamente as vias aéreas e o interstício pulmonar. Já na IRV ocorre aumento dos níveis de CO2 por falência ventilatória. Os pacientes normalmente têm uma grande disfunção muscular respiratória e não apresentam patologia pulmonar (2).

A insuficiência ventilatória em doentes neuromusculares (DNM) é causada pela hipoventilação central ou disfunção da musculatura respiratória e consequentemente alteração da caixa torácica (3). A progressão das complicações respiratórias para insuficiência respiratória crónica nos DNM surge, em geral, como consequência directa de dois principais factores: fraqueza, contractura ou miotonia dos músculos respiratórios e desobstrução brônquica ineficaz. Este quadro clínico pode levar a atelectasias, pneumonias e insuficiência respiratória aguda (4-5). A sintomatologia surge inicialmente durante o sono e posteriormente durante o dia. A morbilidade e mortalidade dos DNM são uma consequência directa de uma assistência ineficaz aos músculos inspiratórios e expiratórios. Essa assistência inclui técnicas manuais e/ou mecânicas que promovem uma ventilação adequada, bem como uma expansão pulmonar e tosse eficaz (6-7).

Os músculos inspiratórios e expiratórios podem ser auxiliados por dispositivos e técnicas que envolvem a aplicação manual ou mecânica de forças ao corpo ou variações de pressão intermitentes nas vias respiratórias auxiliando a função dos mesmos. A pressão negativa aplicada às vias respiratórias durante a expiração ou tosse auxilia os músculos expiratórios ocorrendo uma a exsuflação forçada, tal como a pressão positiva aplicada às vias respiratórias durante a insuflação (ventilação não invasiva) auxilia os músculos inspiratórios (4-5).

Os objectivos de intervenção terapêutica respiratória em DNM são manter a elasticidade pulmonar e da parede torácica e promover um crescimento normal dos pulmões e parede torácica nas crianças pelo uso da técnicas de expansão pulmonar e parede torácica. Para além disso, torna-se fundamental manter a ventilação alveolar normal diurna e maximizar os fluxos de tosse. Os objectivos a longo prazo são impedir episódios de insuficiência respiratória aguda e infecções respiratórias, evitar internamentos hospitalares e prolongar a sobrevivência sem recorrer a traqueostomia. Todos os objetivos podem ser alcançados através de uma avaliação eficaz do paciente e formação especializada da equipa, cuidadores e paciente tanto a nível hospitalar como no domicílio (3).

Todos os DNM devem ser avaliados através de uma espirometria, capnografia, oximetria diurna e nocturna, tosse voluntária e assistida, além dos parâmetros clínicos como auscultação pulmonar e análise do padrão respiratório (coordenação entre caixa torácica e abdómen identificando ou não a presença de movimentos paradoxais) (6).

1.º Objectivo: Manutenção da *compliance* pulmonar, crescimento dos pulmões e mobilidade da parede torácica

Assim que a capacidade vital (CV) começa a diminuir significativamente, a inspiração máxima consegue apenas expandir uma pequena parte dos pulmões. O uso da inspirometria de incentivo ou respiração profunda não pode expandir os pulmões mais do que a CV (8).

Tal como as articulações dos membros e outros tecidos moles, os pulmões e a parede torácica, também, exigem uma ROM regular para impedir contracturas da parede torácica e restrição pulmonar. Para a prevenção de contracturas da caixa torácica, preservação de sua amplitude de movimentos e diminuição das restrições pulmonares há necessidade de exercícios regulares de "air-stacking" (AS) (9-10).

O AS, definido como armazenamento de ar em português, é o volume máximo de ar obtido pela sustentação de insuflações consecutivas com a glote fechada (11). O AS pode ser realizado com um ressuscitador manual (ambu) (Figura 1), respiração glossofaríngea ou através de um ventilador volumétrico. A técnica tem como objectivo atingir uma insuflação máxima, auxiliando a fase inspiratória e promovendo a expansão pulmonar e da caixa torácica. O aumento da capacidade de insuflação máxima, o pico fluxo da tosse (PFT), melhora a *compliance* pulmonar e evita ou elimina atelectasias, optimizando o uso da VNI. Através desta técnica podemos avaliar a capacidade de insuflação máxima (CIM) do doente que é determinada pela medição por espirometria do maior volume de ar que um doente pode suster com a glote fechada (12). A CIM é uma importante medida, pois o doente que apresenta Capacidade Vital Forçada (CVF)=CIM suspeita-se de disfunção da musculatura bulbar (13). Pacientes que apresentam uma CVF menor do que o previsto podem conseguir elevar a mesma através da técnica do AS conseguindo assim uma medida CIM acima da CVF, ou seja, mais próxima do previsto.

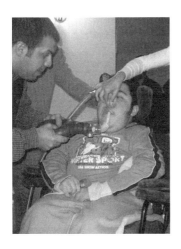

Figura 1 – **Doente com distrofia muscular de Duchenne realizando a técnica do "Air Stacking" com um ressuscitador manual**

Se os lábios ou as bochechas estiverem demasiado fracas para permitir o AS, a acumulação faz-se através de uma interface nasal ou "lipseal". A Respiração Glossofaríngea é outra forma de realizar o AS, descrita no início dos anos 50. São usadas a língua e a musculatura faríngea para projectar golfadas de ar para os pulmões, para auxílio à inspiração.

Inicialmente uma "golfada" de ar é mantida através do encerramento da glote (14-15). A seguir outras "golfadas" são adicionadas à primeira e mantidas. O processo se repete até ao momento que o paciente não consegue segurar mais o ar com a glote encerrada e inicia a expiração. Uma respiração geralmente consiste de 6 a 9 "golfadas" de 40 a 200 ml cada. Os doentes que aprendem a respiração glossofaríngea (GPB) podem, frequentemente, acumular ar sem assistência mecânica com insuflações de GBP consecutivas até ou para além da CIM obtida por outros meios de insuflação pulmonar(16). Esta é a capacidade máxima de insuflação por uma única manobra de respiração glossofaríngea (GPBmax). O facto de a CIM ou GPBmax ser superior à CV prediz a capacidade do doente de ser mantido por suporte ventilatório não invasivo. Isto é, porque a diferença CIM/CV, tal como o aumento da CPF assistida, comprova a integridade da musculatura bulbar(8, 13, 17). Para muitos doentes com DNM, enquanto a CV diminui com o tempo a CIM aumenta durante anos antes de começar a declinar. Se os músculos faciais ou a glote do doente estiverem demasiado fracos para a acumulação de ar, insuflações profundas únicas são fornecidas através de aparelhos de tosse assistida mecânicamente (Cough-Assist™, Philips Respironics, Inc) a 40 a 70 cm H_2O três vezes por dia (18-20).

Antes que a CV atinja70% do normal previsto, os pacientes são instruídos a realizar de AS 10 a 15 vezes, pelo menos duas ou três vezes por dia. Assim, o primeiro equipamento respiratório que é prescrito para doentes com deficiência ventilatória deverá ser um ressuscitador manual (ambu). Em geral, devido à importância destas técnicas os DNM que tenham CV's diminuídos usam ventiladores volumétricos em vez de ventiladores pressométricos, visto que os últimos não podem ser usados para realizar o air stacking (21). O uso de uma cinta abdominal durante as insuflações máximas facilitam a expansão do tórax para doentes com retracção de parede torácica.

O uso contínuo de VNI em modo "bi-level" nocturna com parâmetros adequados impede deformidades torácicas (ex. *pectus escavatum)* e promove o crescimento pulmonar e o desenvolvimento da parede torácica em bebés e crianças pequenas com atrofia muscular espinhal (22). Foi sugerido que o uso de VNI nasal nocturna pode diminuir o ritmo de queda da CV para doentes com DNM (23). Assim, as tentativas para manter a *compliance* pulmonar podem beneficiar ligeiramente a CV de algumas populações com DNM. No entanto, nos centros não evitaram a traqueostomia para os seus doentes, os benefícios que conseguiram apenas por usar a VNI nocturna foram mínimos em comparação com aqueles que poderiam ter conseguido com o uso destas ajudas técnicas aos músculos respiratórios para evitar a traqueostomia (24-27).

2.º Objectivo: Manter a normalidade da ventilação alveolar continuamente auxiliando os músculos inspiratórios

VNI por peça bucal

Ventilação intermitente por peça bucal é o método mais importante de suporte ventilatório diurno para doentes que precisam de suporte ventilatório contínuo e no período pós-extubação de doentes que são incapazes de respirar autonomamente. Na prática, bocais simples curvos são agarrados pelos lábios e dentes do doente para insuflações profundas conforme necessário (28-29). Alguns doentes mantêm o bocal entre os seus dentes durante todo o dia (Figura 2).

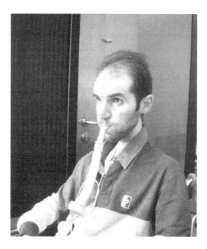

Figura 2 – **Paciente em VNI diurna através da peça bucal com um ventilador volumétrico**

A maioria dos doentes prefere ter a peça bucal perto da boca. Um suporte metálico colocado numa cadeira de rodas pode ser usado para este fim O ventilador está preparado para grandes volumes correntes, frequentemente 1000 a 2500 ml. O doente segura a peça bucal com a boca, complementado ou substituindo assim os volumes de respiração voluntários inadequados (30). Para variar o volume corrente, volume dos sons vocais e fluxos de tosse, bem como para acumular o ar e expandir totalmente os pulmões com objectivo de aumentar/manter a *compliance* pulmonar e da parede torácica, o doente varia o volume de ar recebido a cada ciclo do ventilador e de respiração para respiração (31).

Para usar a VNI por peça bucal de modo eficaz e conveniente é necessário que o doente tenha a capacidade de rotação do pescoço e uma função motora oral adequadas para segurar a peça bucal e receber o volume de ar sem que haja fuga. Visto que os alarmes de baixa pressão dos ventiladores volumétricos não podem, muitas vezes, serem desligados, para evitar que eles toquem durante a VNI intermitente, pode ser utilizado um bocal curvo de 15 ou 22mm para ou um ou dois filtros na saída do ventilador para aumentar a resistência e assim evitar baixas pressões e respectivo alarme (32-33).

VNI nasal

A ventilação nasal pode ser fornecida por modo "bi-level" ou por modo volumétrico com ou sem PEEP (pressão positiva expiratória) (34-35). Actualmente, há numerosas interfaces nasais disponíveis comercialmente. Cada interface pode apresentar diferentes pontos de pressões na zona paranasal. Não se pode predizer qual modelo será o mais eficaz e preferido para qualquer doente específico. A pressão na ponte nasal ou fuga de insuflação para os olhos são queixas comuns com vários destes modelos genéricos (36-37). Essas dificuldades resultaram no fabrico de interfaces que se moldam por si próprias aos tecidos faciais e na concepção de interfaces que se moldam de modo personalizado (38). Existem também as prongas nasais (fig. 3) que proporcionam pressões mínimas apenas nas narinas. Também pode ser uma interface ideal para doentes que exigem ventilação não invasiva contínua, porque não interfere com a visão do utilizador. No entanto, são necessários tamanhos mais pequenos para bebés e crianças pequenas.

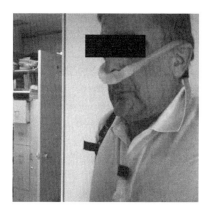

Figura 3 – **Doente usando prongas nasais**
(Nasal AireTM, InnoMed Technologies, Boca Raton, Fl)

Visto que a face de cada indivíduo, especialmente o nariz, tem anatomia diferente, não se pode predizer que interface fornecerá a melhor vedação com menor fuga, ou com que interface cada doente particular estará mais confortável. Assim não deverá ser fornecido apenas uma interface, mas sim um conjunto delas que permita a que o paciente tenha flexibilidade de uso de acordo com as suas necessidades. Ao alternar interfaces o doente alterna os locais de pressão na pele e minimiza o desconforto(39). O doente que apresentar fuga significativa pela boca pode usar um apoio de queixo para tentar resolver o problema, mas se a mesma persistir é necessário trocar a máscara para uma oro-nasal ou facial. Na presença de congestão nasal, os doentes devem ser orientados a utilizar um descongestionantes para optmimizar a VNI nasal antes de realizar a troca da máscara.

Interfaces oronasais

As interfaces oronasais apresentam um arnês para fixar a interface na face iguais à da VNI com "lipsea" ou nasal. Estas interfaces oronasais podem ser alternativas confortáveis à VNI por lipseal ou nasal. No entanto, visto que tanto a VNI nasal como a de peça bucal/ lipseal podem proporcionar um suporte ventilatório eficaz, as interfaces oronasais têm sido mais utilizadas no tratamnento de doentes agudos hospitalizados e têm sido pouco utilizadas para assistência ventilatória domiciliária em DNM

3.º Objectivo: Facilitar o manejo de secreções nas vias respiratórias fornecendo uma tosse eficaz

Doentes com DNM são susceptíveis a recorrentes infecções do tracto respiratório devido ao acúmulo excessivo e permanente de secreções (ineficácia da função mucociliar) consequente da deficiência no mecanismo de tosse e incapacidade de manter volume e débitos pulmonares adequado (2).

Os doentes com DNM têm habitualmente uma musculatura bulbar funcional, apenas não têm força inspiratória e expiratória adequada para fluxos de tosse eficientes e consequentemente não conseguem mobilizar e eliminar as secreções acumuladas (7). Por isso, em vez de enfatizar excessivamente o uso da fisioterapia respiratória convencional (Percussão torácica, drenagem postural, terapia manual respiratória), estes doentes têm que aprender a normalizar os seus fluxos de tosse com o uso de técnicas que auxiliam os músculos inspiratórias e expiratórios. A aspiração traqueal profunda deve ser evitada em doentes que utilizam a tosse manualmente ou mecanicamente assistida com eficácia devido as lesões provocadas pela mesma e o desconforto que apresenta para os doentes.

Avaliação da eficácia da tosse

Uma tosse normal requer uma insuflação inicial de cerca de 85 a 90% da capacidade pulmonar total. O pico normal de fluxo de tosse oscila entre 6 e 17 l/s. A musculatura expiratória de pacientes neuromusculares frequentemente não é suficiente para a criação de um fluxo adequado para a expulsão das secreções. Pacientes com pico de fluxo de tosse menor que 160 l/min ou 2,7 l/seg não possuem fluxo adequado para remoção de secreções e necessitam auxílio para viabilizar esta função (13, 40).

Os doentes cujo fluxo de tosse situa-se abaixo de 270 l/min ou 4,5 l/seg podem cair para os limites críticos de 160 l/min na vigência de processos gripais e ter alto risco de contrair pneumonias. O fluxo de tosse abaixo de 270 l/min ocorre quando a CVF está em torno de 1500 ml ou 70 % do predito (41).

Portanto, a medida do Pico de Fluxo de Tosse e Pico de Fluxo de Tosse Assistida são parâmetros fundamentais de seguimento evolutivo e podem ser medidos com um simples aparelho de peak flow. O Pico de Fluxo da Tosse (PFT) é medido através do Peak Flow Meter (Figura 5). A tosse assistida está indicada quando o paciente não atinge o fluxo mínimo de tosse: 160 l/min(18). O auxílio da tosse pode ser manual ou mecânica a partir de um aparelho de insuflação--exsuflação mecânica (Cough Assist, Philips Respironics Inc).

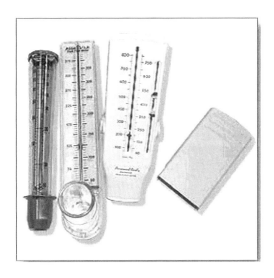

Figura 5 – **Peak Flow Meter, aparelho usado para medir o pico de fluxo da tosse**

Tosse Manualmente Assistida

A Tosse Manualmente Assistida realiza-se através de uma compressão abdominal durante a fase expiratória forçada a fim de obter um aumento da velocidade do fluxo expiratório. A importância do uso da tosse assistida manual para permitir um uso eficaz de longa duração da ventilação não invasiva está a ser crescentemente reconhecida (40, 42-43).

Se a CV estiver abaixo de 1,5 L, insuflar o doente até à CIM é importante para optimizar os fluxos de tosse. Uma vez que o doente atinja uma insuflação voluntária realiza o AS seguido de uma compressão abdominal temporizada com a abertura glótica conforme o doente inicia a tosse. Reconhece-se desde 1966 que o pico de fluxo de tosse assistido pode ser duplicado e exceder prontamente os 6 L/s em doentes que recebem insuflações máximas antes das compressões manuais (12, 44).

Embora uma insuflação máxima seguida por uma compressão abdominal proporcione um maior aumento do PFT, este também pode ser significativamente aumentado fornecendo apenas uma insuflação máxima ou fazendo apenas uma compressão abdominal sem uma insuflação máxima precedente (Figura 6). Curiosamente, os CPF são aumentados de modo mais significativo por uma insuflação máxima do que pela compressão abdominal.

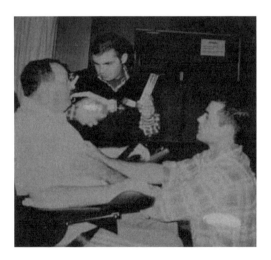

Figura 6 – **Paciente submetido a insuflação pulmonar com ressuscitador manual seguido de uma tosse manualmente assistida realizada por Fisioterapeutas treinados para optimizar o pico de fluxo da tosse**

A tosse assistida manual exige um doente colaborante, boa coordenação entre o doente e o prestador de cuidados e um esforço físico adequado. É habitualmente ineficaz na presença de escoliose grave devido a uma combinação de capacidade pulmonar restrita e a incapacidade de efectuar o movimento do diafragma pela compressão abdominal, devido à grave deformidade na caixa torácica e diafragma (45).

As compressões abdominais não devem ser utilizadas de modo agressivo durante 1 a 1,5 horas após as refeições, no entanto, as compressões torácicas podem ser usadas para aumentar o CPF. As técnicas de compressão torácica devem ser executadas com cuidado na presença de osteoporose.

Infelizmente, visto que não é amplamente ensinado aos profissionais de saúde a tosse assistida manual é subutilizada(46). A incapacidade em gerar mais de 2,7 L/s ou 160 L/m de CPF assistido apesar de ter uma CV ou CIM superior a 1 L indica, normalmente, uma obstrução fixa das vias respiratórias ou fraqueza grave da musculatura bulbar e colapso hipofaríngeo durante as tentativas de tosse. As aderências ou paralisia das cordas vocais podem ser resultado de uma prévia intubação orotraqueal.

Tosse Mecanicamente Assistida (TMA): Insuflação-Exsuflação Mecânica (MI-E)

A TMA consiste na aplicação de uma pressão positiva seguida de uma pressão negativa através de peça bocal, máscara facial, tubo endotraqueal traqueostomia. Basicamente, a manobra simula uma tosse, possibilitando a mobilização e expulsão das secreções de forma eficaz e segura. O insuflador-exsuflador mecânico (Cough Assist, Philips Respironics, Inc) (Figura 7) realiza profundas insuflações seguidas imediatamente de profundas exsuflações. (Figura 8)

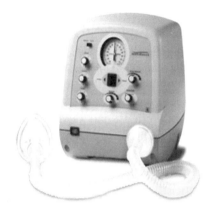

Figura 7 – **Aparelho comercializado actualmente para tosse mecanicamente assistida (Cough Assist® Philips/Respironics)**

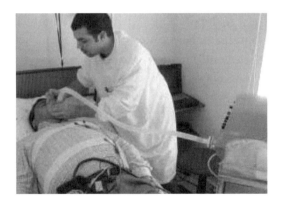

Figura 8 – **Paciente usando MI-E com o CoughAssist™ através de uma interface oronasal**

A pressão de insuflação, exsuflação e o tempo entre ciclos são ajustados independentemente. A variação da pressão de insuflação para a exsuflação de +40 à -40 cmH_2O é a geralmente mais eficaz e de preferência da maioria dos pacientes(47). Excepto após uma refeição, compressões abdominais são aplicados em conjunto com a exsuflação. A TAM pode ser realizada através de uma máscara oronasal, peça bucal ou através de um tubo de traqueostomia. O Cough Assist pode ser ciclado manualmente ou automaticamente. A ciclagem manual facilita o cuidador a coordenar a inspiração e a expiração com a insuflação e a exsuflação, porém não permite a compressão abdominal visto que são necessárias as duas mãos para segurar a máscara e ainda ciclar a máquina.

Um tratamento consiste de cinco ciclos de MI-E ou TAM seguido por um curto período de respiração normal ou ciclado pelo ventilador, para evitar a hiperinsuflação. O tempo de insuflação e exsuflação são ajustados para gerar a máxima expansão torácica e o esvaziamento pulmonar, respectivamente. Em geral, 2-4 segundos são usados. Vários tratamentos são realizados em uma sessão até que as secreções sejam eliminadas e a saturação de O2 volte à normalidade. O uso durante a infecção pulmonar pode ser tão frequente quanto necessário com intervalo de poucos minutos, durante as infecções respiratórias (3, 19, 48-49).

Seja através da via aérea superior ou através de tubos invasivos, a aspiração profunda, normalmente, não atinge o brônquio esquerdo em 90% das vezes. A MI-E em compensação promove o mesmo fluxo de exsuflação em ambos os brônquios principais sem o desconforto ou o trauma de vias aéreas devido à aspiração. Os doentes geralmente preferem a MI-E pelo conforto e eficácia e acham menos cansativo (50).

Protocolo de assistência respiratória com monitorização por oximetria

Visto que o oxigénio suplementar é sempre evitado para os doentes com DNM, doentes e seus cuidadores são instruídos a interpretar a SpO_2 abaixo de 95% como sendo devido a uma de três causas: hipercapnia (hipoventilação), obstrução de vias respiratórias (secreções) e se estas não forem tratadas devidamente, o risco de doença pulmonar intrínseca, atelectasia ou pneumonia é grande (4-5). O protocolo de assistência respiratória com monitorização por oximetria consiste no uso de um oxímetro portátil como guia para manter o SpO_2 superior a 94% por manutenção de uma ventilação alveolar efectiva e eliminação das secreções brônquicas (51-52).

Como os músculos respiratórios estão enfraquecidos e as secreções brônquicas são abundantes, principalmente durante as infecções respiratórias, os doentes precisam frequentemente de usar VNI contínua nesses momentos, tanto para manter a ventilação alveolar como para recrutamento de volume pulmonar para aumentar o PFT. Quando a VNI é administrada em volumes adequados, e a SpO_2 não permanecer acima de 94%, a desaturação não é devida à hipoventilação, mas sim à acumulação de secreções nas vias respiratórias. A tosse assistida manual com recrutamento de volume pulmonar tal como está descrita anteriormente e TAM são então utilizadas até que as secreções sejam todas expelidas e a SpO_2 regresse à normalidade (18).

Em caso de internamento hospitalar, pede-se aos cuidadores responsáveis pelo doente que continuem a utilizar a TAM guiada por oximetria para eliminar as secreções das vias respiratórias e evitar a intubação orotraqueal. Isto é recomendado, visto que não é de esperar que a equipa de enfermagem e de fisioterapia faça isto tão frequentemente quanto necessário, quer para evitar a intubação (53) ou na pós-extubação (54). É mais prático e eficaz deixar a família e os cuidadores administrarem as ajudas aos músculos respiratórios a cada 5 minutos, se necessário, para expulsar as secreções e normalizar a SpO2, mesmo quando o doente está em cuidados intensivos. A família ou os cuidadores rapidamente aprendem que, visto que eles estão, de qualquer modo, a fazer a maior parte do trabalho, os doentes podem, mais frequentemente, ser mais bem cuidados e com maior segurança em casa desde que o SpO_2 de referência se mantenha superior a 94%.

Descanulação e conversão para a assistência não invasiva

Qualquer doente colaborante com um tubo de traqueostomia permanente e capacidade de fala compreensível quando o *cuff* do tubo está desinsuflado é avaliado para descanulação. Os doentes sem disfunção grave da fala e deglutição, tal como os doentes DNM com a musculatura bulbar intactas ão habitualmente excelentes candidatos (55). Visto que o suporte ventilatório não invasivo continua a ter sucesso mesmo com doentes que apresentem uma CV siginificativamente baixa, as indicações de decanulação dependem principalmente da função bulbar e, em especial, sobre a capacidade de efectuar o encerramento glótico e, depois, para manter a abertura das vias respiratórias suficientemente para CPF para exceder os 160 L/m

Qualquer *cuff* deve ser desinsuflado e a canula fenestrada deve estar ocluída enquanto o doente recebe ventilação pela peça bucal ou interface nasal. Antes da descanulação, com os doentes medicamente estabilizados, a terapia de oxigénio suplementar deve ser descontinuada e a TAM utilizada agressivamente através do tubo para eliminar secreções. Os doentes são colocados em ventiladores volumétricos portáteis com *cuffs* completamente desinsuflados por períodos diurnos. Para assegurar uma ventilação alveolar adequada os volumes fornecidos são aumentados para manter as mesmas pressões nas vias respiratórias. Um baixo volume de sons vocais indicam quer um volume de insuflação inadequada ou uma obstrução subglótica, habitualmente por tecido granuloso (56).

Os doentes evoluem para o uso de VNI com a traqueostomia tapada com um *cuff* desinsuflado (Figura 9).

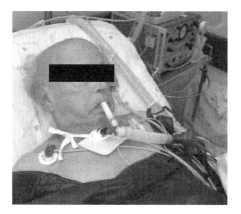

Figura 9 – **Paciente em protocolo de descanulação com treino de VNI por peça bucal durante o dia com a canula tapada**

A VNI nasal durante o sono também é usada com sucesso antes da descanulação. A VNI por peça bucal normalizou o ritmo dos sons vocais, forneceu uma ventilação normal diurna e permitiu o AS para suspiros e tosse assistida.

Indicações da ventilação Não invasiva

O uso da VNI com pressão positiva para o tratamento de pacientes com insuficiência respiratória aguda ou crónica agudizada foi, certamente, um dos maiores avanços da ventilação mecânica nas últimas duas décadas(57).

Com a evolução da fraqueza da musculatura respiratória, o uso da VNI inicia-se durante o sono para controlar a hipoventilação diurna e progressivamente vai se estendendo durante o dia, podendo mesmo atingir as 24 horas em pacientes com grave disfunção ventilatória. A VNI está indicada na presença de sinais de hipoventilação alveolar (Fadiga, dispneia, cefaleia matinal, despertares nocturnos associados com dispneia e/ ou taquicardia, sonolência diurna excessiva, pesadelos frequentes, insuficiência cardíaca direita, edemas dos membros inferiores, irritabilidade, ansiedade, depressa, perda de peso entre outros) e pelo menos um dos seguintes critérios fisiológicos: **oximetria noturna ≤ de 88% por 5 minutos consecutivos, PaCO2 ≥ 45 mmHg , Pimax < 60 cmH20, CV < 50% do previsto e diferença entre CV sentado e deitado > 25%** (58-60) (Figura 10).

Para sua realização eficaz é fundamental que a adaptação seja realizada por profissionais devidamente capacitados que possam escolher ventilador, parâmetros e interfaces adequados.

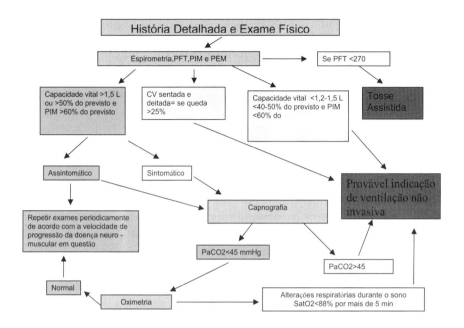

Figura 10 – **Organograma de avaliação dos doentes com DNM e indicações para VNI. (Adaptado de Paschoal et al.) (61)**

Os doentes com DNM que apresentam mais que 16 horas de uso diário de VNI devem ter um ventilador com bateria e um ventilador suplente no seu domicílio. Ainda assim é sempre necessário um ressuscitador manual e um elaborado treino dos cuidadores para qualquer situação de emergência(62).

Conclusão

Todas as estratégias de tratamento devem ser apresentadas e discutidas com os doentes e seus familiares. Todos os objectivos acima descritos podem ser alcançados através de uma avaliação eficaz do paciente e formação especializada da equipe, cuidadores e paciente tanto a nível hospitalar como domiciliário. É muito importante que o paciente seja acompanhado por uma equipa multidisciplinar e que esta seja capaz de desenvolver um bom acompanhamento domiciliário contribuindo para a qualidade de vida do paciente, sendo uma peça chave na prevenção de infecções e recorrentes internamentos.

É urgente que os profissionais de saúde, deixem de encarar o doente neuromuscular como um doente respiratório de raiz, aplicando assim as devidas terapêuticas. O doente neuromuscular não tem qualquer problema intríseco do pulmão, tem sim uma fraqueza dos músculos respiratórios que o impede de realizar sozinho a sua função respiratória normal. Assim, se estes doentes tiverem uma ajuda externa que lhes permita realizar essa função, não terão problemas do foro respiratório.

Hoje em dia, com as diversas modalidades ventilatórias, a grande variedade de interfaces (máscaras, peças bucais etc..), as técnicas de fisioterapia respiratória e de insuflação pulmonar, bem como de tosse assistida ao serviço dos doentes neuromusculares, não há razão para que o doente neuromuscular sofra de problemas respiratórios.

É deveras importante que as instituições hospitalares, as clínicas privadas e demais instituições que lidam diáriamente com estes doentes, tomem conhecimento destas novas abordagens de avaliação e de tratamento. Para além disso, é urgente que o Estado Português, através dos seus inúmeros gabinetes e secretariados nacionais estejam atentos a estas técnicas, visto que tem um papel preponderante na sua aplicação, através das comparticipações e ajudas na aquisição dos materiais por parte dos doentes.

Bibliografia

1. Simonds AK, Elliott MW. Outcome of domiciliary nasal intermittent positive pressure ventilation in restrictive and obstructive disorders. Thorax. 1995 Jun;50(6):604-9.
2. Perrin C, Unterborn JN, Ambrosio CD, Hill NS. Pulmonary complications of chronic neuromuscular diseases and their management. Muscle Nerve. 2004 Jan;29(1):5-27.
3. Tzeng AC, Bach JR. Prevention of pulmonary morbidity for patients with neuromuscular disease. Chest. 2000 Nov;118(5):1390-6.
4. Bach JR. Update and perspectives on noninvasive respiratory muscle aids. Part 1: The inspiratory aids. Chest. 1994 Apr;105(4):1230-40.
5. Bach JR. Update and perspective on noninvasive respiratory muscle aids. Part 2: The expiratory aids. Chest. 1994 May;105(5):1538-44.
6. Bach JR, Ishikawa Y, Kim H. Prevention of pulmonary morbidity for patients with Duchenne muscular dystrophy. Chest. 1997 Oct;112(4):1024-8.
7. Servera E, Sancho J, Zafra MJ. [Cough and neuromuscular diseases. Noninvasive airway secretion management]. Arch Bronconeumol. 2003 Sep;39(9):418-27.
8. Bach JR, Mahajan K, Lipa B, Saporito L, Goncalves M, Komaroff E. Lung insufflation capacity in neuromuscular disease. Am J Phys Med Rehabil. 2008 Sep;87(9):720-5.

9. Bach JR, Kang SW. Disorders of ventilation : weakness, stiffness, and mobilization. Chest. 2000 Feb;117(2):301-3.
10. Kang SW, Bach JR. Maximum insufflation capacity: vital capacity and cough flows in neuromuscular disease. Am J Phys Med Rehabil. 2000 May-Jun;79(3):222-7.
11. Kang SW. Pulmonary rehabilitation in patients with neuromuscular disease. Yonsei Med J. 2006 Jun 30;47(3):307-14.
12. Kang SW, Bach JR. Maximum insufflation capacity. Chest. 2000 Jul;118(1):61-5.
13. Bach JR, Goncalves MR, Paez S, Winck JC, Leitao S, Abreu P. Expiratory flow maneuvers in patients with neuromuscular diseases. Am J Phys Med Rehabil. 2006 Feb;85(2):105-11.
14. Nygren-Bonnier M, Markstrom A, Lindholm P, Mattsson E, Klefbeck B. Glossopharyngeal pistoning for lung insufflation in children with spinal muscular atrophy type II. Acta Paediatr. 2009 Aug;98(8):1324-8.
15. Nygren-Bonnier M, Wahman K, Lindholm P, Markstrom A, Westgren N, Klefbeck B. Glossopharyngeal pistoning for lung insufflation in patients with cervical spinal cord injury. Spinal Cord. 2009 May;47(5):418-22.
16. Bach JR, Bianchi C, Vidigal-Lopes M, Turi S, Felisari G. Lung inflation by glossopharyngeal breathing and "air stacking" in Duchenne muscular dystrophy. Am J Phys Med Rehabil. 2007 Apr;86(4):295-300.
17. Bach JR, Bianchi C, Aufiero E. Oximetry and indications for tracheotomy for amyotrophic lateral sclerosis. Chest. 2004 Nov;126(5):1502-7.
18. Bach JR. Mechanical insufflation-exsufflation. Comparison of peak expiratory flows with manually assisted and unassisted coughing techniques. Chest. 1993 Nov;104(5):1553-62.
19. Goncalves M, Winck J. Exploring the potential of mechanical insufflation-exsufflation. Breathe. 2008;volume 4(June):326-9.
20. Homnick DN. Mechanical insufflation-exsufflation for airway mucus clearance. Respir Care. 2007 Oct;52(10):1296-305; discussion 306-7.
21. Bach JR. Bilevel pressure vs volume ventilators for amyotrophic lateral sclerosis patients. Chest. 2006 Dec;130(6):1949; author reply -50.
22. Bach JR, Bianchi C. Prevention of pectus excavatum for children with spinal muscular atrophy type 1. Am J Phys Med Rehabil. 2003 Oct;82(10):815-9.
23. Panitch HB. Respiratory issues in the management of children with neuromuscular disease. Respir Care. 2006 Aug;51(8):885-93; discussion 94-5.
24. Bach JR. Tracheostomy for advanced neuromuscular disease. Con. Chron Respir Dis. 2007;4(4):239-41.
25. Bach JR, Goncalves M. Ventilator weaning by lung expansion and decannulation. Am J Phys Med Rehabil. 2004 Jul;83(7):560-8.
26. Bach JR, Goncalves MR. Noninvasive ventilation or paradigm paralysis? Eur Respir J. 2004 Apr;23(4):651; author reply
27. Bach JR, Bianchi C, Finder J, Fragasso T, Goncalves MR, Ishikawa Y, et al. Tracheostomy tubes are not needed for Duchenne muscular dystrophy. Eur Respir J. 2007 Jul;30(1):179-80; author reply 80-1.
28. Bach JR, Alba AS, Bohatiuk G, Saporito L, Lee M. Mouth intermittent positive pressure ventilation in the management of postpolio respiratory insufficiency. Chest. 1987 Jun;91(6):859-64.

29. Bach JR, Alba AS, Saporito LR. Intermittent positive pressure ventilation via the mouth as an alternative to tracheostomy for 257 ventilator users. Chest. 1993 Jan;103(1):174-82.
30. Toussaint M, Steens M, Wasteels G, Soudon P. Diurnal ventilation via mouthpiece: survival in end-stage Duchenne patients. Eur Respir J. 2006 Sep;28(3):549-55.
31. Bach JR. Continuous noninvasive ventilation for patients with neuromuscular disease and spinal cord injury. Semin Respir Crit Care Med. 2002 Jun;23(3):283-92.
32. Boitano LJ, Benditt JO. An evaluation of home volume ventilators that support open-circuit mouthpiece ventilation. Respir Care. 2005 Nov;50(11):1457-61.
33. Benditt JO. Full-time noninvasive ventilation: possible and desirable. Respir Care. 2006 Sep;51(9):1005-12; discussion 12-5.
34. Bach JR, Alba A, Mosher R, Delaubier A. Intermittent positive pressure ventilation via nasal access in the management of respiratory insufficiency. Chest. 1987 Jul;92(1):168-70.
35. Delaubier A, Guillou C, Mordelet M, Rideau Y. [Early respiratory assistance by nasal route in Duchenne's muscular dystrophy]. Agressologie. 1987 Jun;28(7):737-8.
36. Clini E. Patient ventilator interfaces: practical aspects in the chronic situation. Monaldi Arch Chest Dis. 1997 Feb;52(1):76-9.
37. Nava S, Navalesi P, Gregoretti C. Interfaces and humidification for noninvasive mechanical ventilation. Respir Care. 2009 Jan;54(1):71-84.
38. McDermott I, Bach JR, Parker C, Sortor S. Custom-fabricated interfaces for intermittent positive pressure ventilation. Int J Prosthodont. 1989 May-Jun;2(3):224-33.
39. Elliott MW. The interface: crucial for successful noninvasive ventilation. Eur Respir J. 2004 Jan;23(1):7-8.
40. Ambrosino N, Carpene N, Gherardi M. Chronic respiratory care for neuromuscular diseases in adults. Eur Respir J. 2009 Aug;34(2):444-51.
41. Boitano LJ. Managing the patient with neuromuscular disease and respiratory insufficiency. Respir Care. 2008 Nov;53(11):1434-5.
42. Chatwin M, Ross E, Hart N, Nickol AH, Polkey MI, Simonds AK. Cough augmentation with mechanical insufflation/exsufflation in patients with neuromuscular weakness. Eur Respir J. 2003 Mar;21(3):502-8.
43. Dean S, Bach JR. The use of noninvasive respiratory muscle aids in the management of patients with progressive neuromuscular diseases. Respir Care Clin N Am. 1996 Jun;2(2):223-40.
44. Ishikawa Y, Bach JR, Komaroff E, Miura T, Jackson-Parekh R. Cough augmentation in Duchenne muscular dystrophy. Am J Phys Med Rehabil. 2008 Sep;87(9):726-30.
45. Servera E, Sancho J, Franco J, Vergara P, Catala A, Zafra MJ. [Respiratory muscle aids during an episode of aspiration in a patient with Duchenne muscular dystrophy]. Arch Bronconeumol. 2005 Sep;41(9):532-4.
46. Bach JR, Chaudhry SS. Standards of care in MDA clinics. Muscular Dystrophy Association. Am J Phys Med Rehabil. 2000 Mar-Apr;79(2):193-6.
47. Winck JC, Goncalves MR, Lourenco C, Viana P, Almeida J, Bach JR. Effects of mechanical insufflation-exsufflation on respiratory parameters for patients with chronic airway secretion encumbrance. Chest. 2004 Sep;126(3):774-80.
48. Gomez-Merino E, Bach JR. Duchenne muscular dystrophy: prolongation of life by noninvasive ventilation and mechanically assisted coughing. Am J Phys Med Rehabil. 2002 Jun;81(6):411-5.

49. Goncalves M, Bach J. Mechanical Insufflation-exsufflation improves outcomes for Neuromuscular disease patients with repiratory tract infections: "a step in the right direction". Am J Phys Med Rehabil. 2005;84:89-91.
50. Garstang SV, Kirshblum SC, Wood KE. Patient preference for in-exsufflation for secretion management with spinal cord injury. J Spinal Cord Med. 2000 Summer;23(2):80-5.
51. Bach JR, Smith WH, Michaels J, Saporito L, Alba AS, Dayal R, et al. Airway secretion clearance by mechanical exsufflation for post-poliomyelitis ventilator-assisted individuals. Arch Phys Med Rehabil. 1993 Feb;74(2):170-7.
52. Vitacca M, Paneroni M, Trainini D, Bianchi L, Assoni G, Saleri M, et al. At home and on demand mechanical cough assistance program for patients with amyotrophic lateral sclerosis. Am J Phys Med Rehabil. 2010 May;89(5):401-6.
53. Servera E, Sancho J, Zafra MJ, Catala A, Vergara P, Marin J. Alternatives to endotracheal intubation for patients with neuromuscular diseases. Am J Phys Med Rehabil. 2005 Nov;84(11):851-7.
54. Bach JR, Goncalves MR, Hamdani I, Winck JC. Extubation of patients with neuromuscular weakness: a new management paradigm. Chest. 2010 May;137(5):1033-9.
55. Bach JR, Saporito LR. Indications and criteria for decannulation and transition from invasive to noninvasive long-term ventilatory support. Respir Care. 1994 May;39(5):515-28; discussion 29-31.
56. Bach JR, Saporito LR. Criteria for extubation and tracheostomy tube removal for patients with ventilatory failure. A different approach to weaning. Chest. 1996 Dec;110(6):1566-71.
57. Bach J. The history of mechancial ventilation and respiratory muscle aids. In: Bach JR (ed) Noninvasive Mechanical Ventilation Philadephia, Hanley & Belfus. 2002:45-72.
58. Clinical indications for noninvasive positive pressure ventilation in chronic respiratory failure due to restrictive lung disease, COPD, and nocturnal hypoventilation-a consensus conference report. Chest. 1999 Aug;116(2):521-34.
59. Simonds AK. Nasal ventilation in progressive neuromuscular disease: experience in adults and adolescents. Monaldi Arch Chest Dis. 2000 Jun;55(3):237-41.
60. Simonds AK. Recent advances in respiratory care for neuromuscular disease. Chest. 2006 Dec;130(6):1879-86.
61. Pascoal A, Villalba W, Pereira C. Insuficiência respiratória crónica nas doenças neuromusculares: diagnóstico e tratamento. J Bras Pneumol. 2007;33(1):81-92.
62. Simonds AK. Risk management of the home ventilator dependent patient. Thorax. 2006 May;61(5):369-71.

CAPÍTULO VII
ASPECTOS PSICOLÓGICOS E PSIQUIÁTRICOS NA DNM

MARIA ALICE LOPES, MARGARIDA BRANCO, CRISTINA OLIVEIRA
Unidade de Psiquiatria de Ligação e Psicologia da Saúde, Serviço de Psiquiatria e Saúde Mental, Hospital de Santo António, Centro Hospitalar do Porto

Viver com uma DNM implica alterações a nível emocional desde a procura do diagnóstico. É comum que, ao longo da sua existência, os doentes sintam tristeza, raiva, angústia, frustração e culpa.

Perante o diagnóstico o doente pode: negar a existência da doença, minimizar o papel traumático da situação, fazer uma reavaliação positiva ou estabelecer uma equivalência doença-fatalidade.

No decurso da doença, os doentes vêem alteradas as suas relações sócio-familiares e laborais. A DNM obriga a repensar o modo de vida, a maneira como o doente se vê a si mesmo e o lugar que ocupa o que leva a alterações do sentimento de identidade. Surgem frequentemente dificuldades para tomar decisões, medo perante os desafios que se apresentam e desconfiança face às possibilidades reais.

Os doentes podem desenvolver diferentes estratégias face à DNM e às emoções vividas: isolamento e agressividade ou procura de apoio social, tentativa de mudança da situação actual ou adopção de uma atitude passiva.

Quando o doente é uma criança/adolescente colocam-se várias questões sobre a sua educação e integração escolar; na puberdade, a necessidade de autonomia própria do desenvolvimento adolescencial normal, pode ser muito complicada pela dependência física que por vezes é muito acentuada.

Nos jovens surgem muitas dúvidas sobre a orientação vocacional e escolha da profissão, as hipóteses de integração no mundo do trabalho, a possibilidade de uma vida independente, as relações afectivas e socialização bem como no que respeita às decisões quanto à procriação.

A **negação** cria uma barreira entre o doente e os que o rodeiam. Negar os sentimentos pode reduzir o apoio por parte dos amigos e familiares, tão importante para ajudar a enfrentar o momento. A dor provocada pela incapacidade e renúncia das coisas que se desejam pode ser minimizada se for partilhada com alguém

O **medo** impede a verbalização, mas a partilha de sentimentos não vai pôr o doente perante emoções incontroláveis, mas permitir-lhe-á descobrir forças para ultrapassar os problemas.

Um acontecimento de vida como uma DNM pode comportar numerosas etapas: o anúncio do diagnóstico, perdas funcionais progressivas até à perda da marcha, perdas de papéis sociais e familiares, intervenções cirúrgicas...

Em qualquer destas etapas, momentos de grande vulnerabilidade emocional que exigem mobilização de recursos de adaptação, podem surgir perturbações físicas e psíquicas intensas que por vezes se manifestam por reacções agudas de descompensação psicológica/psiquiátrica.

O diagnóstico produz sentimentos de desorientação, ansiedade e medo, impossibilitando, por vezes, a racionalização da informação recebida.

O doente vai-se apercebendo da progressão da doença no seu dia-a-dia, vivendo-a como um processo de perdas constantes e adaptações permanentes.

Pode ter medo de perder o equilíbrio, de deixar cair as coisas. Este medo, influenciará negativamente a sua motivação para mover-se com independência e limitará as suas opções na hora de decidir o que quer fazer, como e quando.

À medida que surgem novas dificuldades e os sintomas se vão tornando mais visíveis, surgem questões sobre as mudanças ocorridas no corpo, o impacto destas no dia-a-dia e a possibilidade da morte.

O carácter evolutivo da doença produz uma situação de confronto reiterado com novas limitações, dando lugar a uma série de sentimentos:

– incerteza (sobre a origem da doença e seu carácter hereditário, a ausência de um diagnóstico claro, a evolução da doença, perspectivas de tratamento e recursos disponíveis);

- perda de controlo (dependência física de ajudas técnicas e/ou de terceira pessoa, dificuldade crescente na realização de actividades físicas e sociais, perda de autonomia, limitação das possibilidades laborais, redução do convívio social);
- isolamento (alteração da imagem corporal, limitação da mobilidade, problemas de acessibilidade e transporte).

O impacto de cada uma das fases de evolução da doença depende do valor que lhe é atribuído por cada doente, da sua capacidade individual para enfrentar o momento ou acontecimento de vida, bem como da qualidade de suporte familiar e social. Nestas etapas pode haver necessidade de um apoio profissional de intervenção psicológica, facilitando uma melhor capacidade da pessoa conviver com a doença.

Os períodos de internamento podem fazer parte da vida do doente em fases avançadas da DNM. Estes momentos são sempre fonte de angústia e sofrimento, tanto para o doente, como para os seus familiares.

O dia-a-dia destes doentes é marcado por acontecimentos que são fonte de situações de stress reiteradas: rotina de cuidados, problemas económicos, problemas de acessibilidade, que podem suscitar um estado de stress crónico. A longo prazo, as situações quotidianas podem desencadear tensões que se traduzem em sentimentos de contrariedade, raiva e irritação.

Muitas vezes, devido à sua permanência e persistência na vida destes doentes, estes acontecimentos do quotidiano são os que acarretam mais efeitos nefastos conduzindo a descompensações psiquiátricas. Os diagnósticos mais frequentes neste contexto são: ansiedade crónica, depressão e perturbações somatoformes.

Tendo em conta os problemas e sentimentos que afectam o doente, verificam-se as seguintes necessidades:

- Ampliar a informação sobre a doença, evolução e tipo de tratamento quer socialmente, quer entre os técnicos de saúde;
- Melhorar a comunicação: não guardar os problemas para si próprios;
- Aumentar a capacidade de decisão e controlo sobre a sua própria vida;

– Maximizar a qualidade de vida;
– Apoio psicológico: pode ser necessário pedir ajuda a um profissional especializado;
– Apoio sócio-emocional: através da ajuda dos familiares, amigos, companheiros e associações.

A família

A presença de um membro da família afectado com uma DNM dá lugar a uma situação especial que pode alterar toda a dinâmica e relações do núcleo familiar.

No processo de adaptação à doença podem surgir problemas:

– relacionais (diminuição da comunicação, ciúmes entre familiares, isolamento social, sobreprotecção, distanciamento afectivo, relação complexa com a rede de assistência);
– psicológicos (culpabilidade, medo e inquietude, mal-estar pessoal);
– físicos (sobrecarga física);
– económicos (diminuição do orçamento familiar).

Cada família tem uma forma diferente de responder a uma mesma situação, e um mesmo acontecimento tem diferentes significados para cada família e para cada um dos seus membros.

A adaptação a uma doença crónica implica sempre um **desgaste familiar**. Cada família viverá diversos impactos, problemas e dinâmicas, que dependerão da doença, da etapa do ciclo de vida, da cultura, das crenças, entre outros factores.

Toda esta situação pode conduzir ao desenvolvimento de problemas psíquicos e sociais, bem como problemas conjugais e familiares.

É fundamental organizar um sistema de **apoio familiar e extra-familiar.**

Uma relação familiar forte é fundamental para ajudar o doente.

Os **irmãos** devem estar bem informados para poderem ser aliados dos pais e do irmão que sofre de uma DNM.

A ocultação da verdade sobre a doença coloca a fratria numa situação complicada: ter de conviver com os pais tristes e muitas vezes ansiosos, sem conhecer o verdadeiro motivo.

Um bom ambiente familiar não garante que as crianças estejam livres de enfrentar papéis difíceis. Estas crianças poderão passar por estados emocionais distintos até à aceitação do diagnóstico: sentimentos de culpa e negação da realidade; sentimentos de tristeza, ressentimento, ciúmem, frustração e medo; aumento dos conflitos fraternais; mau comportamento na escola e em casa; perturbação do sono, apego excessivo...

Os pais devem:

– Comunicar abertamente sobre a incapacidade, o processo, os tipos de tratamento, e, especialmente, sobre os seus sentimentos;
– Saber escutar: é importante que aprendam a expressar e dividir os seus sentimentos;
– Tratar os filhos com normalidade: não se deve instaurar culpa, nem realçar o quanta sorte têm em comparação com o irmão doente;
– Não esperar que actuem como adultos: deve-se evitar carregar as crianças com mais obrigações do que podem suportar;
– Recordar que são jovens: embora compreendam que o irmão doente necessite de mais atenção, as crianças não tem ainda um bom controlo emocional e podem actuar de forma imatura;
– Planificar o futuro: deve-se falar com os irmãos maiores não doentes sobre a possibilidade de serem portadores de uma DNM.

Uma **relação conjugal** equilibrada e satisfatória ao longo dos anos exige uma participação activa de ambos e um esforço contínuo. Para os pais de uma criança com DNM, manter o equilíbrio, a satisfação e a comunicação pode ser difícil.

São factores que podem afectar a relação entre o casal:

– Diferentes aceitações do diagnóstico e as fases da doença;
– A ausência de uma relação triangular, pai, mãe e filho;
– A centralização inicial da responsabilidade pelo filho num dos progenitores;
– A renúncia à vida profissional, habitualmente da mãe;
– O sentimento de culpa do progenitor afectado, por ser uma doença genética;

- A conversão de um dos pais em terapeuta em detrimento da sua função parental e da sua vida de casal.

Todas estas situações acabam por deteriorar a relação conjugal e dificultar a comunicação.

A família tem como necessidades prioritárias a organização dos papéis e funções de cada elemento da família; pode em determinados momentos precisar de apoio psicológico, social, sendo por vezes necessária uma assistência especializada (terapia familiar).

O cuidador principal

O cuidador é a pessoa que tem a seu cargo ajudar a suprir as necessidades básicas e psicossociais do doente bem como supervisionar as suas actividades quotidianas. Habitualmente é um membro da família mais próxima do doente, como a mãe, o pai, um irmão, irmã ou o cônjuge.

Em geral, o cuidador ajuda em três grandes grupos de necessidades do doente:

- Apoio, complementação e substituição em actividades básicas da vida diária: vestir, higiene, alimentação, estimulação;
- Funções assistenciais: controlo e administração da medicação; seguimento, controlo e observação de sinais e sintomas de risco; mobilização e realização de exercícios motores específico;
- Contacto físico, relação afectiva, apoio emocional e mediação relacional com os outros.

As características das funções de cuidador põe-no em contacto permanente com o doente. Esta tarefa pode ser duradoura e implicar uma reorganização da vida familiar, profissional e social.

Sentimentos complexos e negativos, podem existir reciprocamente entre cuidador e doente: ressentimento, culpabilidade, inveja e agressividade podem implicar atitudes de desconfiança, descontentamento permanente, desvalorização de aspectos positivos, exigências irrealistas ou sobreprotecção e controlo do outro.

A família, e sobretudo o cuidador, pode fechar-se e toda a sua dinâmica girar em volta da pessoa com dependência.

É fundamental reconhecer que a tarefa de cuidar, pode levar a uma situação de sobrecarga, que implica uma grande variedade de problemas físicos (cefaleias e lombalgias), psíquicos (insónia, ansiedade e depressão) e sócio-familiares (isolamento social, alteração da convivência familiar, desemprego).

Existem dois tipos de sobrecarga:

1. Objectiva: quantidade de tempo e dinheiro investidos em cuidados, perda da vida social
2. Subjectiva/percebida: percepção do cuidador da repercussão emocional dos problemas relacionados com o acto de cuidar. Esta tem grande repercussão sobre a vida dos doentes e seus familiares.

Todos os cuidadores devem dedicar tempo a si próprio sem se sentirem culpados, cuidando assim da sua saúde e bem-estar.

O cuidador pode ter que ser objecto de cuidados. Deve ser informado sobre a doença que apresenta o seu familiar e ensinado a prestar os cuidados necessários. Devem ser exploradas as suas necessidades para se providenciar o apoio necessário.

É muito importante detectar precocemente a sobrecarga do cuidador pois permite uma intervenção atempada por parte da equipa terapêutica, evitando os efeitos nefastos deste fenómeno sobre o doente e melhorando as suas condições operacionais.

Para minimizar o impacto gerado pela função de cuidar, o cuidador dispõe de vários recursos, sendo os mais importantes: o apoio social, as estratégias concretas utilizadas para fazer face à sua situação e melhoria da sua auto-estima.

Recursos de apoio na área psico-emocional

Não é fácil percorrer sozinho o caminho que se inicia no momento do diagnóstico de uma DNM e é importante ter em conta a possibilidade de pedir ajuda profissional.

O psicólogo/psiquiatra identifica os problemas surgidos e tenta atenuá-los através de recursos específicos e variados: apoio psicológico, psicoterapia, ajuda psicopedagógica, tratamento psicofarmacológico, ajuda social...

Técnicas utilizadas:

– tratamento individual;
– tratamento em grupo (grupos de ajuda, grupos sócio-terapêuticos);
– Outras: relaxamento,…

O apoio psicológico individual a familiares e ao doente, ajuda a pessoa a potenciar a sua capacidade de adaptação através da tomada de consciência das suas ideias, pensamentos e emoções sobre o problema.

O trabalho em grupo é também uma oportunidade para o doente se sentir ouvido podendo expressar e partilhar os seus sentimentos, emoções e necessidades. O grupo consegue aliviar o sentimento de inquietude e o sentimento de solidão, comuns nestes doentes. Tem como objectivos incentivar a auto-estima, a criatividade e a imaginação dos participantes, bem como o ensino de ferramentas que permitirão solucionar problemas, mediante actividades dinâmicas e participativas.

Bibliografia

Abresch, R., Seyden, N. & Wineinger, M. (1998). Quality of life, Issues for persons with neuromuscular diseases. *Physical Medicine and Rehabilitation Clinics of North America*, 9(1), 233-249.

Associação Portuguesa dos Doentes Neuromusculares (1999). *Guia Prático de fisioterapia para as doenças neuromusculares*. Lisboa: Secretariado Nacional para a Reabilitação e Integração das Pessoas com Deficiência

Bergot, M. O. S. (2009). Emploi et maladies neuromusculaires. *Savoir & Comprendre*, avril, 1-15.

Bergot, M. O. S. (2006). Scolarité et maladies neuromusculaires. *Savoir & Comprendre*, mai, 1-14.

Bergot, M. O. S. (2010). Diagnostic des maladies neuromusculaires. *Savoir & Comprendre*, janvier, 1-8.

Bergot, M. O. S. (2009). Soutien psychologique et maladies neuromusculaires. *Savoir & Comprendre*, octobre, 1-8.

Bergot, M. O. S. (2005). L'annonce du diagnostic … et après. *Savoir & Comprendre*, novembre, 1-8.

Coco, G., Coco, D., Cicero, V., Oliveri, A., Lo Verso, G., Piccoli, F. & Bella, V. (2005). Individual and health-related quality of life assessment in amyotrophic lateral sclerosis patients and their caregivers. *Journal of the Neurological Sciences*, 238, 11-17.

Federación española de enfermedades neuromusculares. (2008). *Guia de las enfermedades neuromusculares. Información y apoyo a les famílias* (pp85-132). Alcalá la Real: Formación Alcalá.

Hetta, J. & Jansson, I. (1997). Sleep in patients with amyotrophic lateral sclerosis. *Journal of the Neurological Sciences*, 244 (1), 57-59.

Kalkman, J., Schillings, M., Zwarts, M., Engelen, B. & Bleijenberg, G. (2007). The development of a model of fatigue in neuromuscular disorders: A longitudinal study. *Journal of Psychosomatic Research*, 62 (5), 571-579.

Mah, J., Thannhauser, J., Kolski, H. & Dewey, D. (2008). Parental strees and quality of life in children with neuromuscular disease. *Pediatric Neurology*, 39(2), 102- 107.

Matos, M. & Brites, J. (2007). A deficiência no acompanhamento dos doentes neuromusculares – da expressão dos doentes e famílias à construção das respostas sociais. *APN*, 46, 14-16.

Mekrami, S. & Reveillère, C. (1999). Soigner un proche et préserver son équilibre. *Myoline*, janvier, 1-4.

Mekrami, S. & Reveillère, C. (1997). Stress et maladies neuromusculaires. *Myoline*, décembre, 1-4.

CAPÍTULO VIII
DOENÇAS MAIS COMUNS

DISTROFIA MUSCULAR DE DUCHENNE/BECKER
TERESINHA EVANGELISTA
Neurologista, Consulta de Neuromusculares no Hospital Santa Maria

A Distrofia Muscular de Duchenne é uma das doenças neuromusculares mais frequentes, com uma prevalência de cerca de 1/3500 nados vivos do sexo masculino. A Distrofia Muscular de Becker é mais rara, com uma prevalência de 1/17500 no sexo masculino.

Ambas são doenças hereditárias com transmissão ligada ao cromossoma X. Afectam doentes do sexo masculino e são causadas pelo maior gene conhecido do genoma (cerca de 2000000 de pares de bases), que codifica para a distrofina, proteína fundamental para a estabilização da membrana celular da fibra muscular e para a ligação das proteínas contrácteis intracelulares ao aparelho proteico da parede da membrana.

A Distrofia Muscular de Duchenne manifesta-se habitualmente entre os 2 e os 4 anos de idade, podendo cursar anteriormente com um atraso das etapas motoras, por vezes com marcha em pontas. Progressivamente, surgem alterações da marcha com dificuldade em levantar do chão, saltar, correr, trepar, subir escadas.

A Distrofia muscular de Becker apresenta sintomas semelhantes aos da distrofia de Duchenne, mas mais ligeiros e com início mais tardio, geralmente entre os 5 e os 15 anos de idade (no entanto podem surgir apenas na idade adulta).

Ambas as doenças evoluem com destruição progressiva do músculo, que vai sendo substituído por gordura e tecido fibroso. Os músculos adquirem, inicialmente, uma consistência rija e aumentam de volume – *pseudohipertrofia,* aspecto que é particularmente visível nos gémeos.

A avaliação laboratorial mostra um aumento da CK (50-100 x / normal), reflexo da destruição muscular, valores que vão diminuindo com a idade e a evolução a doença.

A biópsia muscular mostra, nas fases iniciais, variação do tamanho das fibras, observando-se fibras aumentadas de tamanho e fibras atrofiadas, focos de necrose com inflamação e focos de regeneração do tecido muscular e substituição deste por tecido fibroso e adiposo. Esta substituição vai sendo cada vez mais acentuada de tal modo que em fases terminais da doença encontramos raríssimas fibras musculares, em geral muito atrofiadas, envoltas por um mar de tecido fibroso e adiposo. Técnicas especiais de imunocitoquímica permitem comprovar a diminuição ou ausência da proteína Distrofina.

Evolução

Evoluem com uma parésia progressiva de predomínio proximal, inicialmente da cintura pélvica mas mais tarde também da cintura escapular.

Em evolução natural, a perda da marcha na Distrofia Muscular de Duchene surge normalmente no final da primeira década, e após a perda da marcha surgem progressivamente deformações articulares, e retrações tendinosas com posturas fixas dos cotovelos, ancas, joelhos e pés e a coluna desenvolve uma curvatura anormal (hiperlordose lombar e cifoescoliose dorsal). Progressivamente, o doente desenvolve insuficiência respiratória secundária à fraqueza dos músculos respiratórios e às alterações da estática da coluna e no final da segunda década surge a insuficiência cardíaca. Até há cerca de uma década a morte ocorria cerca dos 20 anos.

Na Distrofia Muscular de Becker o grau de compromisso muscular é muito variável, podendo ir de simples aumento da CK com ou sem pseudohipertrofia dos gémeos a formas mais graves. Em geral os doentes ainda conseguem andar aos 15 anos e, embora tenham uma esperança de vida reduzida, geralmente sobrevivem até depois dos 30 anos,

Em cerca de 40% dos casos, os indivíduos afectados manifestam dificuldades cognitivas, relacionadas com o local dentro do gene onde ocorre a alteração génica (a distrofina possui isoformas mais pequenas codificadas na parte distal do gene, envolvidas no funcionamento do SNC).

Terapêutica

Embora, até ao momento, não exista de forma definitiva uma terapêutica curativa, a evolução natural de doença foi modificada ao longo das últimas décadas. Assim de uma atitude passiva e de resignação face à evolução, a intervenção centrou-se numa atitude de prevenção das complicações:

- A prevenção das retrações tendinosas com fisioterapia passiva e ortóteses;
- O acompanhamento precoce e periódico da escoliose e a sua cirurgia atempada (diminuindo assim uma fonte de dor, desconforto e um forte contributo à insuficiência respiratória);
- O diagnóstico precoce da insuficiência respiratória e o uso precoce de ventilação não invasiva;
- O rastreio pré sintomático das alterações cardíacas;
- A utilização de corticosteroides sistémicos de modo a combater a inflamação muscular, em vários esquemas intermitentes (com prolongamento da perda da marcha em média em 4 anos e portanto o atraso de todas as complicações posteriores).

Actualmente, novas terapêuticas génicas, específicas de algumas alterações génicas encontram-se em fase II e III de ensaio clínico, com uma esperança de permitir transformar a distrofinopatia mais grave de tipo Duchenne em doenças de Becker muito mais benignas.

DISTROFIAS MUSCULARES DAS CINTURAS

Luís Negrão
Assistente Hospitalar Graduado de Neurofisiologia, Coordenador do Laboratório de Electromiografia e Potenciais Evocados e da Consulta Externa de Doença Neuromusculares do Serviço de Neurologia dos Hospitais da Universidade de Coimbra

No sistema de classificação ternário das doenças musculares proposto por Walton e Nattrass em 1954 (1), as Distrofias Musculares das Cinturas (DMC) eram definidas como doenças hereditárias do músculo caracterizadas por fraqueza e atrofia muscular progressiva e que apresentavam, na histologia muscular, necrose e degeneração da fibra muscular e invasão por tecido conectivo e gordura. Nesta classificação, os autores pretendiam individualizar as "novas" doenças musculares hereditárias de duas outras doenças bem caracterizadas clínica e histologicamente no século XIX, a Distrofia Facioescapulohumeral e a Distrofia Muscular de Duchenne.

O Consórcio sobre DMC do Centro Europeu de Doenças Neuromusculares (ENMC), reunido em 1995 (2), actualizou o conceito e estabeleceu os critérios de diagnóstico actuais. As DMC são definidas como doenças musculares hereditárias progressivas, com predomínio proximal da fraqueza muscular (cinturas escapular e pélvica), preservando a face e associando elevação da enzima muscular creatina kinase (CK) e aspectos distróficos na biopsia muscular. Foram classificadas em dois grandes grupos, consoante o modo de transmissão, autossómica dominante (AD) ou autossómica recessiva (AR); o primeiro foi designado de 1 e o segundo de 2, apresentando cada um dos grupos vários subtipos, designados por uma letra de acordo com a ordem cronológica da descoberta do gene (DMC 1A, 1B, 1C, 2A, 2B, etc.). As formas AR são as mais comuns, compreendendo 90% das DMC. Catorze genes nas formas AR e três nas formas AD foram clonados e os produtos proteicos identificados. Em quatro formas AD, o locus cromossómico foi localizado mas não foi identificado nem o gene nem o produto proteico. Os genes responsáveis por estas proteínas distribuem-se por diferentes cromossomas e em diferentes áreas de um cromossoma.

O diagnóstico das DMC é cada vez mais complexo e difícil. Algumas das razões que explicam esta dificuldade são:

1. Uma mutação patogénica no gene responsável por uma determinada proteína da fibra muscular pode apresentar manifestações clínicas diferentes (heterogeneidade clínica). Esta situação acontece particularmente nas mutações dos genes da disferlina, calpaina-3 e caveolina-3.
2. Noutros casos, a mesma manifestação clínica pode ser o resultado de mutações patogénicas em genes diferentes (heterogeneidade genética).
3. As várias proteínas responsáveis pelas diferentes formas de DMC são constituintes da fibra muscular e localizam-se em diferentes áreas da fibra muscular. No sarcolema (distrofina, disferlina, sarcoglicanos e caveolina-3), envelope nuclear (lamina A/C), matrix extracelular (laminina 2α, colagénio VI), sarcómero (teletonina, titina, miotilina) e sarcoplasma (calpaina-3, TRIM32, α-distroglicanos).
4. A variabilidade na gravidade e na forma de apresentação clínica dos diferentes subtipos:
    a) as primeiras manifestações clínicas das DMC podem surgir na infância (laminina 2α), na adolescência (disferlina) ou na vida adulta;
    b) a evolução clínica pode ser rápida, com perda da capacidade de marcha autónoma ou lentamente progressiva;
    c) podem complicar-se de insuficiência cardíaca e/ou respiratória, que pode ser frequente e grave (sarcoglicanos e α-distroglicanos) ou nunca ocorrer (disferlina);
    d) a contractura articular, nalguns casos generalizada e incapacitante, pode ser a primeira manifestação da doença (lamina A/C) ou surgir nas fases avançadas da doença, resultado da imobilidade articular por fraqueza muscular.
    e) algumas formas de DMC apresentam em simultâneo com a atrofia muscular proximal, hipertrofia muscular focal significativa (sarcoglicanos, α-distroglicanos);

f) outras doenças apresentam a fraqueza muscular inicial predominando nos músculos distais dos membros inferiores (disferlina e titina).

O diagnóstico das DMC é baseado na história clínica, no exame neurológico, no estudo laboratorial (CK), na avaliação cardio-respiratória, na biopsia muscular e no estudo de genética molecular. A biopsia muscular é fundamental na avaliação diagnóstica, permitindo avaliar directamente as características histológicas gerais típicas das DMC e, através das técnicas de imunohistoquímica e quantificação da proteína em estudo (*"imunoblot"*), confirmar a ausência da proteína muscular em estudo e quantificar essa proteína nas situações em que ela é evidenciada mas aparentemente em quantidade reduzida, respectivamente. O estudo de genética molecular, orientado pelos resultados dos testes anteriores, é o teste diagnóstico definitivo ao revelar uma mutação patogénica no gene codificante da proteína em estudo e, assim, confirmando a doença inicialmente suspeitada.

Actualmente, nenhuma das DMC tem cura. As medidas terapêuticas disponíveis do tipo conservador visam diminuir as consequências da fraqueza muscular na qualidade de vida do doente neuromuscular e prolongar a sobrevida. Ajudas técnicas para melhorar a autonomia motora, a correcção cirúrgica de deformidades esqueléticas (escoliose por ex.), o controlo das manifestações de insuficiência cardio-respiratória e o tratamento da dor são alguns exemplos das terapêuticas disponíveis e que devem ser individualizadas para cada doente.

Nos últimos anos tem sido desenvolvida uma intensa investigação científica pluridisciplinar e multicêntrica com o objectivo de curar as DMC. Com a aplicação de sofisticadas técnicas de engenharia genética pretende-se restaurar a normal expressão e função da proteína no músculo e, desta forma, restaurar a função motora perdida. No caso das situações de diagnóstico pré-clinico, as terapêuticas genéticas podem impedir o aparecimento da sintomatologia clínica.

É provável que se assista na segunda década deste século a uma revolução no tratamento das doenças geneticamente determinadas e, em particular, das DMC

Bibliografia

1. Walton, JN, Nattrass FJ. On the classification, natural history and treatment of the myopathies. Brain 1954;77:169-231.
2. Bushby KMD, Beckmann JS. The limb girdle muscular dystrophies-Proposal for a new nomenclature. Neuromuscul Disord 1995;5:337-343.

Classificação Genética das Distrofias Musculares das Cinturas

DMC	HEREDITARIEDADE	CROMOSSOMA	PROTEINA AFECTADA	DMC	HEREDITARIEDADE	CROMOSSOMA	PROTEINA AFECTADA
1A	AD	5q22.3-31.3	Miotilina	2E	AR	4q12	β-sarcoglicano
1B	AD	1q11-21	Lamina A/C	2F	AR	5q33-34	γ-sarcoglicano
1C	AD	3p25	Caveolina-3	2G	AR	17q11-12	Teletonina
1D	AD	7q	?	2H	AR	9q31-33	TRIM 32
1E	AD	6q23	?	2I	AR	19q13	FKRP
1F	AD	7q31.1-32.2	?	2J	AR	2q24	Titina
1G	AD	4q21	?	2K	AR	9q34	POMT1
2A	AR	15q15.1-21.1	Calpaina-3	2L	AR	11p13	
2B	AR	2p13	Disferlina	2M	AR	9q31	Fukutina
2C	AR	13q12	δ-sarcoglicano	2N	AR	1q24	POMT2
2D	AR	17q12-21.3	α-sarcoglicano				

ATROFIAS MUSCULARES ESPINAIS

Manuela Santos
Neuropediatra, responsável pela Consulta de Neuromusculares
do Hospital Maria Pia – Centro Hospitalar do Porto

Introdução

As atrofias musculares espinais são um grupo de doenças autosomicas recessivas que se caracterizam por uma perda de células nervosas localizadas nos núcleos dos nervos cranianos e nos cornos anteriores da medula. Em termos de prevalência é considerada a segunda doença autosomica recessiva surgindo 1/6.000-10.000 nascimentos. Usualmente utilizamos apenas a denominação de Atrofias Espinais ou SMA (abreviatura de Spinal Muscular Atrophy).

A perda neuronal resulta uma perda da função motora de gravidade variável, sendo classificados em quatro grupos. Estes grupos distinguem-se pela idade de início e fundamentalmente para capacidade motora funcional.

1 SMA tipo I – forma lactente ou Wernig Hoffman
Inicio de doença no primeiro ano de vida e por vezes ainda na vida intrauterina, Nunca chegam a sentar e o envolvimento da musculatura respiratória leva à falência respiratória antes dos 2 anos de idade.
2 SMA tipo II
Inicio mais tardio do que o tipo I, conseguem sentar mas não adquirem marcha
3. SMA tipo III . forma juvenil ou Kugelberg-Welander
Estes doentes adquirem marcha mas perdem-na sendo a idade de inicio da doença variável
4. SMA tipo IV , forma de adulto
A doença tem o seu inicio na idade adulta

Existem outras formas mais raras e que não serão referidas neste texto.

Etiologia e Genética

São vários os genes envolvidos nesta doença mas sabemos actualmente sabemos que as atrofias espinais resultam de mutações no gene SMN1 (Survival motor Neuron 1), localizado no cromossoma 5 (5q11.2-5q13.3). Na maioria dos doentes este gene está ou ausente ou muito reduzido. Este gene codifica uma proteína envolvida no metabolismo do RNA – a proteína SMN. É a falta desta proteína que ocasiona a degenerescência dum tipo de neurónios motores. A quantidade de proteína existente relaciona-se com o fenótipo.

Os tipos mais comuns de atrofias espinais são herdados de forma autosomica recessiva

Apresentação clínica

Tipo I

A doença surge no primeiro ano de vida. Nalguns casos menos comuns há uma diminuição dos movimentos fetais detectados na gravidez – são as formas prénatais e com maior gravidade. Na maioria dos casos os pais notam que o bebe tem poucos movimentos e é muito "mole", não oferecendo a resistência usual quando o vestem. É o que denominamos bebé hipotónico. Esta hipotonia é muito marcada com membros inferiores em posição de rã, membros superiores em posição de flexão e não vencendo a gravidade, tronco igualmente hipotónico, podendo ou não sustentar a cabeça mas não conseguindo a posição de sentado. Observam-se movimentos rápidos da língua – as fasciculações que traduzem o envolvimento dos núcleos dos nervos que enervam a língua – é um dos sinais mais precocemente encontrados do atingimento do tronco cerebral. Em pouco tempo o tórax tem uma configuração em quilha devido á fraqueza dos músculos intercostais, sendo a respiração efectuada à custa do diafragma. Surgem igualmente dificuldades na deglutição por fraqueza e cansaço fácil ao mamar. Contrastando com a resposta motora pobre estas crianças têm um olhar muito vivo – como costumamos dizer – "falam com os olhos". Apesar do apoio nutricional e respiratório o desfecho surge precocemente com falência respiratória vindo a criança a falecer em regra antes dos 2 anos de idade.

Tipo II

A fraqueza é notada após os 6 meses de idade. Inicialmente é notada uma fraqueza nos membros inferiores mas progressivamente há um envolvimento global. Embora tenham capacidade de sentar a hipotonia axial vai surgindo com aparecimento de escoliose, tórax em quilha e nos membros superiores apresentam uma fraqueza que no inicio é proximal mas que vai progredindo para distal envolvendo as mãos. A qualidade de vida depende dos suportes ventilatório, fisiátrico e ortopédico, nutricional e a sobrevida sobretudo do suporte ventilatório

Tipo III

Os sintomas da doença surge após os 18 meses. São doentes com marcha independente e que notam uma fraqueza progressiva na deambulação associada a um tremor nas mãos. A fraqueza tem inicio proximal mas vai progredindo com perda da marcha e perda de funcionalidade a nível dos outros segmentos do corpo.

Este tipo de SMA tem uma evolução variável e por vezes assiste-se a fases de estabilização.

Tipo IV

A doença surge na vida adulta, entre a terceira e sexta década. É um grupo mais heterogéneo tanto do ponto de vista clínico como até de hereditariedade (cerca de um terço têm um padrão de hereditariedade autosómico dominante). A fraqueza muscular surge sobretudo a nível da cintura escapular e pélvica.

Investigação

Classicamente o diagnóstico destas doenças é clínico e neurofisiológico. Contudo, em muitos dos casos, sobretudo nas crianças, a clínica é tão sugestiva da doença que avançamos para o estudo da genética molecular.

Tratamento

Não existe tratamento específico para esta doença, apesar dos avanços a nível dos estudos do funcionamento do gene e das proteínas envolvidas. Têm sido tentados fármacos mas com resultados variáveis e algo desapontadores. O tratamento de manutenção é fundamental tanto do ponto de vista musculo esquelético como ventilatório, nutricional e psicológico. O suporte ventilatório modificou a história natural de muito destes doentes em especial nos casos de SMA II. A correcção da escoliose é frequentemente necessário dada a fraqueza axial. O apoio nutricional é uma das áreas importantes tanto nos casos de obesidade como nos casos de dificuldade de deglutição e consequente perda de peso.

Mais informações sobre esta doença e seu suporte
TREAT NMD

Links

TREAT NMD
dystrophy campaign
Jennifer trust
Neurowustl
AFM

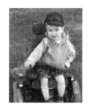

DISTROFIA MUSCULAR CONGÉNITA
Isabel Fineza
*Neuropediatra, responsável pela Consulta de Neuromusculares
do Hospital Pediátrico de Coimbra*

A distrofia muscular congénita (DMC) é uma das distrofias mais frequentes da infância, caracterizada por fraqueza muscular no primeiro ano de vida, muitas vezes desde o nascimento ou com ou sem envolvimento do Sistema Nervoso Central (SNC). Constitui um grupo heterogéneo de doenças, geralmente de transmissão autossómica recessiva, que têm sido subclassificadas com base no envolvimento do SNC.

A distrofia muscula congénita foi primeiramente descrita por Batten em 1903.

Durante 50 anos o termo utilizado para designar a doença foi miatonia ou amiotonia congénita. O interesse pela doença reapareceu em 1957 com a publicação de Banker associando a doença á artrogripose congenita. A grande dificuldade em estudar a doença naquela época era devida á diversidade do quadro clínico de cada doente, sugerindo grande heterogeneidade de sintomas, na ausência de testes que permitissem distinguir os vários subtipos. Tomé et al descreveram que os pacientes com a "distrofia congénita clássica" são deficientes em merosina, A merosina (também chamada laminina alpha 2) é uma proteina da matriz extracelular, cujo gene está mapeado no cromossoma 6p2. As lamininas são uma família de proteínas da membrana basal, e a variante da laminina predominante na membrana basal do músculo estriado do adulto é a merosina (laminina alpha2). cuja função é ligar a matrix extracelular ao complexo das proteínas associadas á distrofina. A deficiência em merosina condiciona uma interrupção da ligação entre a matriz extracelular e o subsarcolema do citoesqueleto, causando degenerescência muscular. A merosina desempenha também um papel importante na migração do cérebro fetal e a sua deficiência total ou parcial está relacionada com as alterações na substância branca e com as anomalias do desenvolvimento cortical. Após a descoberta da merosina, a DMC clássica foi subdividida em DMC merosina-negativa e DMC merosina-positiva.

O défice primário da cadeia alpha 2 da laminina (merosina) é responsável por 30 a 40% dos casos de distrofia Muscular Congénita. A DMC merosina-negativa representa a forma clássica, tem homogeneidade clínica e ausência de merosina no músculo.

Os doentes com a forma merosina-negativa têm fraqueza muscular generalizada e hipotonia desde o nascimento, associando problemas de deglutição e respiratórios precoces, contracturas, mas inteligência normal. A biópsia muscular mostra sinais de distrofia e verificamos elevação dos níveis séricos de creatinaquinase (CK), embora nem sempre presente no início da doença. Os estudos de condução nervosa são habitualmente normais. Acompanha-se de graus variáveis de desmielização na neuroimagem.

A Distrofia Muscular Congénita merosina-positiva é um subtipo mal definido, significando apenas que, na biopsia muscular, a merosina está presente no músculo. Os casos de distrofia muscular congénita merosina positiva constituem um grupo heterogéneo que se manifesta na infância por fraqueza muscular axial, com ou sem rigidez da coluna, insuficiência respiratória e voz nasalada.

Classifica-se em dois grupos:
1. **Sem envolvimento do cérebro e olhos**
2. **Com envolvimento do cérebro e olhos**

1. Primeiro grupo

Défice do colagénio VI (Ullrich). A doença de Ulrich é uma forma merosina positiva caracterizada por retracções articulares associada a fraqueza muscular e hiperlaxidez. Alguns doentes adquirem marcha mas a maioria nunca a adquire e tem inteligência normal. A correlação com a alteração genética ainda não foi estabelecida

Outro tipo de distrofia muscular congénita apresenta-se com espinha rígida (RSMD1), escoliose, fraqueza muscular, atrofia muscular generalizadas e défice cognitivo

O Défice de selenoproteina é um grupo heterogéneo que inclui também formas graves de miopatias congénitas, mas tem uma forma de apresentação de DMC (SEPN1) com espinha rigida com uma curvatura característica e fraqueza muscular com queda de cabeça e problemas respiratórios.

2. Segundo grupo

As distroglicanopatias são um grupo de doenças que associam ao quadro miopático envolvimento do sistema nervoso central. São já conhecidas mutações em 6 genes: POMT1, POMT2, POMGnT1, FKRP, Fukutina e LARGE. Testes negativos não excluem o diagnóstico, pois alguns genes ainda não foram identificados.

Podem estar associadas a anomalias da substância branca, alterações estruturais e lisencefalia e manifestam-se por atraso de desenvolvimento psocomotor e epilepsia. As crianças com quadros mais severos entram no grupo do Sindrome de Walker Warburg Syndrome, Musculo-olho-cérebro e tipo CMD Fukuyama.

Classificação da distrofia muscular congénita (CMD)

Distrofia Muscular Congénita (CMD) Clássica	Cromossoma	Gene
CMD Merosina Negativa (CDM 1A)	6q22-q25	LAMA2
CMD Merosina positiva **1.º Grupo**		
Doença com rigidez da coluna (RSMD1)	1p35-p36	SEPN1
CMD tipo Ulrich (UCDM)	21q22.32	COL6A1/2
	2q37	COL6A3
CMD Merosina positiva **2.º Grupo - Distroglicanopatias**		
CMD tipo Fukuyama	9q31	Fukutina
CMD tipo1B	1q4	Desconhecido
CMD tipo1C	19q13.3	FKRP
CMD tipo1D	22q12.3	LARGE
Sindrome Walker-Warburg	9q31-q33	FKTN
Sindrome Walker-Warburg	9q34.1	POMT1
Sindrome Walker-Warburg	14q24.3	POMT2
Sindrome Músculo-olho-cérebro	1p34-p33	POMGnT1

As crianças com distrofia muscular congénita conseguem andar?

A gravidade destas doenças é muito variável e depende do subtipo específico de distrofia muscular congénita. Algumas crianças podem adquirir a marcha em idades mais tardias, mas depois acabam por deixar de andar.a maior parte das crianças com esta patologia nunca adquirem a marcha independente. Contudo em qualquer das situações devem usar ajudas para se manterem de pé o máximo de tempo possível.

Quais são as outras consequências esperadas nesta doença?

Devido á fraqueza muscular e á mobilidade limitada a criança desenvolve retracções, com marcada limitação da amplitude das articulações e atrofia das massas musculares. A fisioterapia ajuda a prevenir estas complicações, mas os pais devem conhecer um conjunto de exercícios para aplicarem diariamente em casa e trabalhar de forma conjunta com o fisioterapeuta, logo após terem conhecimento do diagnóstico. O correcto posicionamento da criança quando está sentada ou de pé deve ser uma preocupação constante dos terapeutas e dos pais ou cuidadores, a fim de prevenir a escoliose. Nas fases iniciais da curvatura um colete poderá ajudar. A correcção cirúrgica da escoliose é muitas vezes inevitávelA luxação congénita da anca é também uma complicação comum, que deve ser tratada precocemente.

Estas doenças evoluem, isto é, são progressivas?

Nos primeiros anos de vida a situação é aparentemente estável ou seja muito lentamente progressiva a nível motor, especialmente nas crianças que têm marcha independente. Na puberdade necessitam muitas vezes de auxiliares de marcha. Começam nesta fase os problemas respiratórios durante o sono devido á fraqueza dos músculos que assistem a respiração.As crianças que manifestam clínica ao nascimento ou nos primeiros meses de vida começam mais cedo a ter todas estas complicações, pelo que devem ser monitorizadas mais precocemente. Crescem de forma mais lenta e, por vezes, apresentam-se com muito baixo peso, necessitando de suplementos alimentares. Quando não conseguem ganhar peso recorre-se á gastrostomia, mantendo-se a alimentação oral em simultâneo sempre que possível.

Como podemos ajudar estas crianças?

Este grupo de doenças não tem tratamento definitivo. A abordagem destas situações é semelhante a outras doenças musculares e tem como objectivo melhorar a qualidade de vida destes doentes.

As medidas gerais são:

– Controle de peso a fim de evitar a tendência a perda progressiva de peso;
– Terapias-têm um papel fundamental, sendo uma das principais ajudas nestas doenças. O principal objectivo das terapias é manter os músculos activos fazendo exercícios de alongamento para melhorar a mobilidade e amplitude das articulações e prevenir as retracções articulares. As crianças devem ser encorajadas a manterem-se o mais activas possível. Os terapeutas envolvidos na reabilitação devem participar na escolha das das ajudas técnicas de forma a adequarem melhor a sua funcionalidade a cada caso concreto;
– As ortoteses, tais como talas e aparelhos longos devem ser aconselhados muito precocemente com afinalidade de manter a verticalização o máximo de tempo possível. As cadeiras de rodas devem ser adequadas a cada caso, a fim de melhorar a mobilidade e independência pessoal;
– Controle das complicações ortopédicas, nomeadamente as deformidades dos pés e a escoliose. Programar atempadamente a correcção cirúrgica destas complicações;
– Monitorização da função respiratória e utilização de ventilação não invasiva quando estiver indicada;
– Suporte social e psicológico, envolvendo os familiares, a escola e a comunidade para que estas crianças sejam felizes.

CAPÍTULO IX
A REALIDADE DO DOENTE NEUROMUSCULAR NO SEU DIA-A-DIA

Ana Luísa Correia
Psicopedagoga Clínica, Coordenadora Responsável do Projecto

PROJECTO PILOTO

"Intervenção Comunitária em doentes com patologia neuromuscular"

(Um projecto da APN realizado em Parceria com o Centro Hospitalar do Porto e Co-financiado pela DGS)

Introdução

A APN realizou em 2008/2009 um projecto piloto intitulado **"Intervenção Comunitária em doentes com patologia neuromuscular",** envolvendo doentes neuromusculares sócios da APN e/ou seguidos nas consultas do Centro Hospitalar do Porto (CHP), residentes nos Concelhos de Santa Maria da Feira, Vila Nova de Gaia e Porto. Foram identificados 140 Doentes Neuromusculares (DN) nestes três concelhos, dos quais 89 participaram activamente no projecto.

Este projecto, que contou com a parceria do CHP, envolveu os clínicos responsáveis pelas consultas de Doentes Neuromusculares (Hospital de Crianças Maria Pia e Hospital de Santo António) e uma Equipa de Campo da APN, permitiu iniciar um acompanhamento em rede, no "terreno" do dia-a-dia dos doentes e familiares, respondendo, na medida do possível, às reais implicações da doença na sua qualidade de vida, tantas vezes invisíveis no acompanhamento tradicional das consultas médicas.

A equipa multidisciplinar analisou o doente de uma forma holística e integrada, considerando-o como um todo. Deste acompanhamento surgiu a elaboração de um diagnóstico mais intenso e completo sobre a realidade desta população, proporcionando uma intervenção personalizada e adequada perante cada caso. Foram realizadas visitas domiciliares aos doentes em situação de grande dependência física, num total de 46 casos.

Este projecto contribuiu para o aprofundamento da realidade dos doentes e seus cuidadores, dando assim continuidade ao estudo iniciado pela APN em 2007. Para recolha de todos os dados referidos foram utilizados os seguintes instrumentos:

- Inquérito sócio-demográfico, anteriormente usado no estudo de 2007
- Checklist das acessibilidades na habitação
- Questionário do Estado de Saúde-SF 36, adaptado por José Luís Pais Ribeiro
- Questionário de Avaliação da Sobrecarga do Cuidador Informal – QASCI

As Doenças neuromusculares e a Família

Qualquer doença é sempre uma situação de crise que acarreta várias consequências que se repercutem de diversas formas, alterando não só a homeostasia do seio familiar como "ceifando" sonhos, projectos, realizações pessoais e profissionais.

As doenças neuromusculares são doenças crónicas, progressivas e altamente incapacitantes, que apresentam implicações de natureza física, psicológica e social. Os doentes são invadidos por uma panóplia de sentimentos que os acompanham ao longo da vida. Primeiramente surge o sentimento de incerteza que se mistura com a incredulidade do diagnóstico apresentado (no caso em que existe um diagnóstico claro). Depois vem a procura de tratamentos, de curas possíveis e de perspectivas futuras. Face à perda progressiva de todas as funções musculares, os doentes deixam de ser independentes e tornam-se seres humanos dependentes de ajudas técnicas e de terceiros. A própria autonomia está permanentemente sujeita à dependência do apoio de outros. Estas limitações causam isolamento que é ainda acentuado por dificuldades de integração laboral, pela redução do convívio social, pela alteração da imagem corporal e por problemas de mobilidade e de acessibilidades.

Face ao seu carácter progressivo, as doenças neuromusculares exigem adaptações constantes ao seu portador, implicam um desgaste familiar e podem conduzir ao desenvolvimento de problemas psíquicos e sociais, bem como a problemas conjugais e/ou familiares.

A grande dependência funcional destes doentes envolve inevitavelmente a família, recaindo sobre esta quase todo o acompanhamento e toda a responsabilidade pelo que a qualidade de vida do doente e da família é drasticamente afectada.

Na maioria dos casos, são os familiares mais directos que assumem o papel de cuidadores informais (CI). No âmbito do nosso projecto-piloto, verificou-se que um dos progenitores tem que necessariamente assumir o papel de cuidador principal para assegurar as necessidades básicas e psicossociais do doente, bem como supervisionar e acompanhar todas as suas actividades do dia-a-dia. Este processo de reajuste da estrutura familiar e da definição de novos papéis nem sempre é bem conseguido. De alguma forma, a patologia individual converte-se em patologia familiar. A mãe é a principal cuidadora, dedicando todo o seu tempo ao familiar doente, vendo-se na maioria das vezes obrigada a abandonar a sua carreira profissional para exercer o papel de cuidador. Este abandono, por sua vez, traduz-se na drástica redução do orçamento familiar e em maiores dificuldades económicas.

Neste contexto, o cuidador vê a sua vida social prejudicada o que o leva a um maior isolamento e a vivenciar um conjunto de situações que podem provocar alterações na sua vida pessoal, como a diminuição de tempo disponível para si, problemas de saúde ou ainda a necessidade de alterar um conjunto de hábitos para dar resposta às necessidades do familiar. Os cuidadores passam a viver uma vida de renúncias, tendo de abdicar de quase tudo, abrindo mão da sua carreira profissional, vida social e até mesmo de cuidado consigo próprio.

No entanto, e apesar de sobrecarga física, emocional e social estarem comprometidas, o cuidador demonstra sempre muito agrado e satisfação por cuidar do seu familiar dependente.

Breve caracterização da População Alvo

Inicialmente a equipa médica apresentou uma estimativa de cerca de 125 doentes referenciados para os três concelhos, tendo sido identificados posteriormente 140 casos. Ao projecto aderiram 89 doentes. Daqueles que não integraram o projecto sabemos que 23 foram contactados sem sucesso, 11 resultaram de contactos inválidos ou sem resposta, 8 foram excluídos por indicação da equipa médica, 5 por motivo de óbito e 4 manifestaram desinteresse em integrar o projecto.

Dos 89 doentes que integraram o projecto (*gráfico* I), 46 estavam referenciados como muito dependentes, tendo sido por isso sujeitos a visita domiciliária. Foram visitados 15 doentes no Concelho de Santa Maria da Feira, 14 em Vila Nova de Gaia e 17 no Porto.

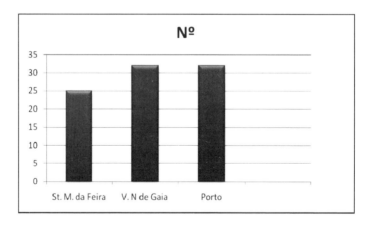

Gráfico I – **Distribuição dos Doentes por Concelho**

Além destes 89 doentes, a equipa de campo da APN teve a oportunidade de estar nas consultas externas de Neuromusculares nos Hospitais de Santo António e Maria Pia, o que possibilitou a recolha de mais 92 inquéritos, o que aumentou significativamente a amostra do estudo já iniciado em 2007.

Os Doentes e as Doenças Neuromusculares

O termo "Doenças Neuromusculares" aplica-se a um conjunto de várias patologias diferentes, atingindo ambos os sexos e todas as idades. (Gráfico II)

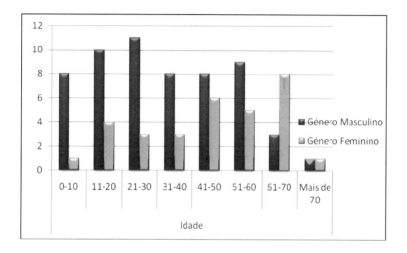

Gráfico II – **Distribuição das variáveis grupo etário/género**

Neste universo, 47 dos indivíduos estão inactivos (reformados, pensionistas ou desempregados), 23 são estudantes e 19 tem actividade profissional.

Os doentes frequentam maioritariamente consultas nos Hospitais Centrais nas diversas especialidades das quais se destacam a Neurologia/Neuropediatria (94,2%), Pneumologia (19,8%), Fisiatria (41,9%), Cardiologia (24,4%), Ortopedia (16,3%), Nutricionismo (5,8%), Psicologia (3,5%).

Como acompanhante às consultas, os doentes referem o pai/mãe (48,8%), o cônjuge (19,8) e ainda cerca de 15,1% consegue ir sozinho. Nestas deslocações o doente opta maioritariamente pelo transporte próprio (52,3%) seguido do transporte público (22,1%) ou então pelos bombeiros (12,8%).

A maioria dos doentes fica dependente da família para todas as suas deslocações (escola e/ou trabalho, tratamentos e lazer), sendo a viatura própria o meio mais utilizado nesta amostra (52,3%), sendo que apenas 10,2% destas viaturas se encontram adaptadas.

Em relação ao principal cuidador, este assume um papel fundamental na vida do doente, ao nível da autonomia, da integração escolar, profissional e na vida activa.

O cuidador é, essencialmente, um membro da família, sendo, na maioria dos casos, um dos progenitores, que se dedica a tempo inteiro ao apoio do doente (Mãe e/ou Pai – 51,2%).

Na maioria dos casos, há um elemento da família que tem de abdicar da sua vida profissional o que implica, desde logo, uma drástica redução no orçamento familiar.

53,2% da amostra revela que o rendimento mensal do agregado familiar é inferior a 1000 euros. Não obstante, verificou-se que, no mesmo agregado familiar, existem outros familiares afectados pela mesma doença, sendo que 30,2% são irmãos.

Os Principais problemas identificados nas visitas domiciliárias

A tabela seguinte evidencia a caracterização da população que foi sujeita a visita domiciliária nos concelhos abrangidos pelo projecto-piloto.

Género	N.º de Casos
Feminino	11
Masculino	35
Concelhos	**N.º de Casos**
Sta. Maria da Feira	15
Vila Nova de Gaia	14
Porto	17
Idade	**N.º de Casos**
0 – 10 anos	5
11-20 anos	6
21-30 anos	12
31-40 anos	7
41-50 anos	5
51-60 anos	7
+ 60 anos	4
Principal cuidador	**N.º casos**
Mãe	18
Pai	3
Mãe + Pai	12
Cônjuge	8
Irmã(o)	2
Empregada	1
Outro (apoio domiciliário)	4
Não precisa	1

Tabela 1 – **Caracterização da população sujeita a visita domiciliária**

Face ao diagnóstico resultante das visitas domiciliárias destacam-se como alguns dos principais problemas identificados: as Actividades de Vida Diária, as Ajudas Técnicas, as Condições de Habitação, a vivência na Comunidade, a Escola, a Falta de Informação.

Problemas identificados nas Actividades de Vida Diária

A primeira e inequívoca constatação sobre os problemas identificados no âmbito das Actividades de Vida Diárias (AVD's) foi a grande dependência funcional que estas doenças acarretam consigo ao longo do tempo e a perda continuada das funções activas. Todas estas dependências são colmatadas com a presença continuada do cuidador principal. Além das actividades de vida diária, existem muitas outras em que os DN estão dependentes de terceiros. Coisas tão simples como coçar e assoar o nariz, pentear, levantar os braços, abrir e fechar portas constituem um enorme problema para os DN que se vêem obrigados a solicitar ajuda. Estas são exemplos de actividades banais, executadas de forma automática pela maioria da população, mas que, para estes doentes que o não conseguem fazer, são factores de limitação da autonomia e influencia a sua funcionalidade.

Ao longo das visitas domiciliárias constatou-se que, em muitos casos com o mesmo diagnóstico, a doença manifesta-se e progride de maneira diferente e estas diferenças traduzem-se nas necessidades e nos problemas vivenciados no dia-a-dia.

Ajudas técnicas

As ajudas técnicas são equipamentos importantes para um desempenho mais autónomo das AVD's mas não substituem o cuidador, apenas facilitam a sua função. O cuidador é sempre indispensável!

As ajudas técnicas permitem maximizar a função perdida ou diminuída e têm como grande objectivo aumentar a autonomia dos doentes, permitindo obter uma melhor qualidade de vida. Mas isto só acontece se estiverem adaptadas às suas dificuldades, daí que todos os doentes sejam unânimes na afirmação de que seria importante existir uma avaliação periódica por parte duma equipa técnica e especializada com vista a avaliar a adequabilidade das ajudas técnicas, prevenindo situações de desajuste ou inexistência como as que foram observadas pela equipa da APN.

De entre as principais críticas dos doentes face à temática e à aquisição de ajudas técnicas, distinguiram-se os seguintes pontos:

- O processo de requerimento às entidades competentes é muito complexo e demorado e está dependente duma prescrição médica que nem sempre é atempada;
- Diferença de critérios no deferimento dos requerimentos;
- Falta de igualdade no tratamento dos processos (requerimentos que dão entrada mais tarde obtêm resposta mais cedo que outros);
- Falta de uniformidade nos documentos solicitados para o requerimento (apesar do Dec. Lei indicar que qualquer cidadão

com deficiência tem direito às ajudas técnicas, os serviços de Seg. Social solicitam IRS dos doentes e familiares, utilizando como critério para o deferimento);
- Falta de respostas das entidades no caso de indeferimento, ou seja, não são fornecidas quaisquer informações aos doentes e familiares quando os processos obtêm resposta negativa por falta de orçamento ou porque não reúnem as condições necessárias;
- Prazo de validade do processo: aquando da mudança de ano civil, o doente deve iniciar um novo requerimento; porém esta informação raramente é transmitida pelo que os doentes ficam imenso tempo a aguardar uma resposta ao pedido de ajudas técnicas, quando este na verdade já expirou;
- Falta avaliação contínua, existindo muitas ajudas técnicas desajustadas e mal adaptadas, o que nada contribui para o objectivo a que se propõe a sua utilização – aumentar a qualidade de vida dos doentes.

As necessidades dos doentes neuromusculares ao nível das ajudas técnicas debatem-se também com as condições existentes na Habitação.

Condições na Habitação

A visita domiciliária permitiu que a equipa de campo penetrasse no contexto em que doentes e cuidadores se movimentam diariamente pois só com este tipo de intervenção se consegue perceber as reais necessidades.

A falta de acessibilidades na Habitação é um dos aspectos que só é possível avaliar no contexto real. Neste âmbito, os principais problemas verificados, foram:
- Falta de condições das instalações sanitárias;
- Presença de degraus quer no exterior quer no interior das habitações;
- Elevador estreito, portas estreitas e rampas desajustadas;
- Tamanho reduzido das divisões da casa.

Importa ainda dar realce às dificuldades sentidas pelos doentes que habitam em casas alugadas e em condomínios, estando qualquer tipo de intervenção e mudança dependente da aprovação dos senhorios ou respectivos condóminos, arrastando-se os problemas ao longo do tempo.

Problemas na Comunidade

Ter boas condições em casa não é sinónimo de autonomia e independência total. Infelizmente, a falta de acessibilidades, as barreiras arquitectónicas e sobretudo, a ausência de transportes acessíveis, são os maiores obstáculos. Há ainda a referir a falta de civismo, como por exemplo, os carros estacionados em cima dos passeios, as obras sem sinalização e os passeios sem rampas.

Apesar de tudo, alguns doentes não se deixam vencer pelas adversidades e procuram ser socialmente activos, apesar de estarem sempre dependentes de terceiros.

Escola

São vários os relatos pessoais de experiências negativas no âmbito escolar. Desde professores a submeterem os doentes a desempenharem tarefas impossíveis para as suas competências motoras, provocando fadiga e levando-os ao desânimo perante o insucesso, até funcionários pouco receptivos a prestar auxílio na mobilidade ou no desempenho das AVD's, entendendo a incapacidade como preguiça. Existem casos em que o desconhecimento é tão grande que os DN são tratados como pessoas com deficiência mental pelo que não investem na estimulação das suas capacidades cognitivas.

Dentro deste sector destacam-se os seguintes problemas:

- Falta de informação dos professores e funcionários sobre como lidar com estas doenças;
- Falta de ajudas técnicas (ou o seu desajuste quando existem);
- Falta de transporte adaptado para deslocações casa-escola-casa;
- Problemas de relacionamento com os colegas;
- Falta de condições de acessibilidade dos edifícios.

ALGUNS PASSOS DADOS...

A Intervenção realizada face às necessidades identificadas

Após a conclusão do diagnóstico efectuado, a equipa de campo reuniu regularmente com o objectivo de debater cada um dos casos e apresentar sugestões para o plano de intervenção. Posteriormente, o plano foi apresentado a cada um dos doentes e cuidadores, tendo-se recorrido a diferentes estratégias no sentido de minimizar os problemas por eles evidenciados.

Para além do acompanhamento personalizado, realizaram-se diversas actividades, nomeadamente, "Acções de Educação para a Saúde", "Dinâmicas de Grupo", "Acções de Sensibilização e Informação" e ainda Actividades Ocupacionais, conforme referenciado nas tabelas seguintes.

ESTUDO APROFUNDADO NOS CASOS COM VISITA DOMINILIÁRIA

Necessidades dos Doentes	Porto – 17 casos	Gaia – 14 casos	Feira – 15 casos	Total – 46 casos	Intervenção Realizada
Dependência de terceiros nas AVD's					Formação sobre transferências no contexto domiciliário
• Banho	16	12	13	41	
• Vestir	16	12	13	41	
• Calçar	16	12	13	41	
• Transferências	11	10	12	33	• Acção de Formação
• Alimentação	7	8	7	22	• Cuidar de Quem Cuida – Formar e Informar
• Posicionamento	11	8	12	31	
• Mobilidade	14	12	12	38	• Reuniões com empresas de Apoio Domiciliário
• Controlo Secreções	2	3	2	7	
Dificuldades nas AVD's em doentes com marcha					
• - Andar	3	3	3	9	
• - Subir/Descer Escadas	3	4	3	10	
• - Transferências	6	3	3	12	
• - Levantar do Chão	4	4	3	11	
• - Dificuldades na fala	3	4	1	8	
Problemas Respiratórios					Informação sobre doença e implicação respiratória
• Já usa BIPAP	3	4	3	10	• Informação/ Sensibilização para Exercícios Respiratórios
• Novos casos identificados	6	3	3	12	
• Já com Prescrição	0	1	1	2	• Informação/ sensibilização para ajudas técnicas
• Rejeição	2	1		3	• Sensibilização do acompanhamento médico

Ajudas Técnicas					
• Cadeira de Rodas desajustada	9	7	10	26	• Informação e aconselhamento de ajudas técnicas aquando da visita domiciliária
• Barras de apoio mal colocadas	0	2	1	3	
• Precisa de ajudas técnicas para o banho	11	7	11	29	• Informação sobre processo de prescrição
• Precisa de viatura adaptada	5	4	5	14	• Acompanhamento/atendimento:
• Precisa de ajudas para prevenção de escaras	6	7	6	19	• Telefone, Internet, Presencial
• Precisa de ajudas para posicionamento	7	6	8	21	• Encaminhamento do processo:
• Precisa de ajudas para alimentação	1	0	0	1	• CRPG, Seg. Social, Centro de Emprego, DREN, Hospital, Mobilitec
• Precisa de ajudas para transferências	7	4	9	20	
• Problemas com a manutenção das ajudas técnicas	13	12	12	37	
• Ausência de avaliação periódica	13	12	12	37	
Falta de informação					• Informação aquando da visita
• Sobre direitos	6	6	6	18	• Acção de Formação: "Direitos e Deveres da Pessoa com Deficiência – Conhecer para Agir"
• Sobre doença	6	5	6	17	*Consultar Anexo – Legislação útil
Outros					
• Apoio Social	4	0	3	7	• Encaminhamento das situações para Seg. Social ou entidades responsáveis
• Alimentação	6	5	6	17	
Participação social					
• Participativo, mas dependente de terceiros	6	5	5	16	
• Limitado, pelas dificuldades da doença	3	9	7	19	

Tabela 2 – **Necessidades identificadas nos doentes/ intervenção realizada**

Necessidades dos Doentes em contexto da ESCOLA	Porto – 17 casos	Gaia – 14 casos	Feira – 15 casos	Total – 46 casos	**Intervenção Realizada**
• Falta de Informação dos professores e Funcionários	8	5	5	18	
• Falta de Ajudas Técnicas	5	3	3	11	• Acção Sensibilização / Informação nas Escolas
• Posicionamento	1	3	1	5	• Processo de Ajudas Técnicas encaminhado para DREN
• Computador + rato	1	2	1	4	• Acompanhamento dos casos de ajudas técnicas
• Cadeira de Rodas desajustada	2	2	3	7	
• Problema Acessibilidades	4	2	1	7	
• Ausência casa-de-banho adaptada	3	1	3	7	
• Transporte					
• Táxi	0	0	1	1	
• Transporte próprio	5	4	3	12	
• Carrinha não adaptada à utilização de CR	1	1	1	3	
• Não acompanha rendimento dos restantes colegas	1	1	1	3	
• Ensino especial	2	2	1	5	
• Mau acompanhamento escolar (falta estimulação)	1	0	0	1	
• Fadiga no desempenho das tarefas escolares	7	5	4	16	
• Precisa de apoio do cuidador para comer e cuidados de higiene	5	4	2	11	

Tabela 3 – **Necessidades identificadas nos doentes em contexto de escola/intervenção realizada**

Necessidades dos Doentes no âmbito do TRABALHO	Porto – 17 casos	Gaia – 14 casos	Feira – 15 casos	Total – 46 casos	Intervenção Realizada
• Falta de perspectivas, apesar de formação superior	2	4	3	9	
• Suspensão do subsídio de Assistência a 3ª pessoa	2	0	1	3	• Elaboração dum pedido de avaliação/reformulação do decreto a ser enviado às entidades governamentais
• Doença dificulta desempenho de funções	2	2	2	6	
• Falta de igualdade de oportunidades	0	2	1	3	
• Trabalho protegido	1	2	4	7	• Criação de posto de trabalho a partir de casa
• Trabalha a recibos verdes e a part-time (para não perder direito subsidio assistência 3ª pessoa)	0	1	0	1	
	0	0	2	2	
• Falta de acessibilidades	2	1	1	4	
Em casa/ Sem Actividade	8	6	5	19	• Incentivo à procura de trabalho ou formação profissional;
• Reformado por invalidez	6	4	2	12	• Incentivo à conclusão da escolaridade obrigatória
• Escolaridade secundária e/ou superior, mas nunca trabalhou	1	2	1	4	• Atendimento individual
• Desempregado	1	0	2	3	• Convite para actividades no Centro de Atendimento
• Isolamento	8	6	4	18	• Actividades de grupo no exterior (lazer)
					• Incentivo OTL

Tabela 4 – **Necessidades identificadas nos doentes no âmbito do trabalho/intervenção realizada**

SOBRE OS CUIDADORES E FAMÍLIA	
PROBLEMAS IDENTIFICADOS / NECESSIDADES	**INTERVENÇÃO REALIZADA**

Nos Cuidadores
Principal cuidador: Mãe - 63,4%
. **Idade**: + 51 anos - 55,7%
. **Situação Profissional**: Inactivas/os (domésticas, reformadas/os e desempregadas/os) - 70,8%
 	
. **O cuidador é dependente da dependência do doente!**
   - Na maioria dos casos: 24h/dia x 365 dias x N anos
. **Sobrecarga emocional** - 63,4%
   - "sentem-se cansados e esgotados" - 80,5%;
   - "tomar conta do seu familiar é psicologicamente difícil" - 58,5%
. **Sobrecarga financeira** - 75,6%
   - "futuro económico incerto" – 80,5%
   - Rendimentos mensais do agregado < 1000€ - 45%
. **Implicações na vida pessoal** - 61%
   - "é difícil planear o futuro…" – 92,7%
   - "sente que a vida lhe pregou uma partida" – 90,2%
   - "cuidar exige um grande esforço físico" - 87,8%
. **Ausência de suporte familiar** - 48,8%
   - "a família não reconhece o trabalho" -36,6%
. **Reacções e Exigências ("…não tem tanta privacidade…")** – 56 %
 	
Nos Irmãos
. Ciúmes
. Rejeição
. Superprotecção face ao irmão com doença
	. Acção de Formação
	   - Cuidar de Quem Cuida – Formar e Informar
	
	. Alívio da sobrecarga / disponibilidade de tempo livre:
	   - Durante o atendimento individual no Centro de Atendimento;
	   - Durante a actividade "Vida IN";
	
	. Actividade de grupo para cuidadores de jovens/adultos:
	   - Debate "Vida Autónoma – Utopia ou Realidade?"
	
	. Actividade para cuidadores das crianças:
	   - Dinâmica de grupo "Terapia do Riso"
	   - Dinâmica de grupo "Expressão de Sentimentos"
	
	. Encaminhamento do processo de Rendimento Social de Inserção
	
	. Atendimento / Acompanhamento psicológico individual

Tabela 5 – **Necessidades identificadas nos cuidadores/intervenção realizada**

NA COMUNIDADE	
PROBLEMAS IDENTIFICADOS / NECESSIDADES	INTERVENÇÃO REALIZADA
- Desconhecimento da problemática dos DN - Barreiras Arquitectónicas dos edifícios - Falta de Acessibilidades nas ruas - Ausência de Transportes Acessíveis - Falta de sensibilização / Civismo	. Acção de Sensibilização / Angariação de Fundos no LIDL – Porto . Acção Sensibilização / Informação na Faculdade de Direito da Universidade do Porto . Participação Feiras de Saúde . Intervenção no Mosaico Social – Santa Maria da Feira . Reportagem no Correio da Feira . Entrevista JN sobre Acessibilidades nos Transportes . Levantamento das necessidades específicas em termos de acessibilidade . Contacto com empresa de transportes . Contacto com Juntas de Freguesia

Tabela 6 – **Problemas identificados na comunidade/intervenção realizada**

Em síntese

Muitos dos problemas dos DN não são visíveis nas consultas. A avaliação do DN necessita também de uma avaliação em contexto domiciliar, pois é no seu dia a dia que as grandes limitações reduzem a sua qualidade de vida. Isso verificou-se na ausência das tecnologias de apoio, como por exemplo, camas articuladas, gruas de transferência, adaptações nas habitações e mesmo na desadequação das ajudas técnicas atribuídas, por falta de uma avaliação periódica e adequada.

É fundamental a intervenção de uma equipa técnica que vá ao domicílio, pois, de outra forma, não será possível avaliar e responder às suas reais necessidades.

Face à evolução das doenças e à dependência de terceiros que estas implicam, os DN adultos mais graves necessitam, imprescindivelmente, de apoio e acompanhamento de uma terceira pessoa, 24hx365diasxn anos, não podendo ficar a cargo exclusivamente da família.

Doentes e cuidadores necessitam ter acesso ao acompanhamento psicológico, praticamente inexistente até ao momento.

Uma intervenção atempada, pode minimizar e reduzir os efeitos provocados pela doença.

Os cuidados continuados não estão vocacionados para dar resposta a doenças crónicas progressivas, mantendo os doentes activos. Os DN, apesar da sua dependência física, causada pela fraqueza muscular, podem estar activos desde que lhe sejam garantidos os apoios necessários.

Muitos DN ficam sujeitos ao isolamento, por falta de respostas sociais adequadas. A falta de transportes adaptados, por exemplo, é motivo de exclusão social.

O trabalho dos cuidadores não é reconhecido nem valorizado e a qualidade de vida dos doentes está totalmente dependente do seu apoio;

Na ausência do familiar/cuidador não há alternativas de apoio. O apoio domiciliário 24h/dia acarreta custos mensais insuportáveis (na ordem dos 3000€).

Devido à sobrecarga física e emocional, há casos de cuidadores com problemas de saúde agravados.

Verifica-se a necessidade de criar alternativas para descanso do Cuidador habitual.

A nível do trabalho, estes doentes enfrentam muitos e graves problemas. O tempo médio da sua carreira profissional é variável, mas geralmente muito curto. Os DN deparam-se, ainda, com uma grande injustiça, causada pela discriminação na legislação actual, concretamente, na aplicação da recente Lei n.º 90/2009 de 31 de Agosto, que aprovou o regime especial de protecção na invalidez, apenas abrangendo as pessoas em situação de invalidez originada por Paramiloidose Familiar, doença de Machado-Joseph, SIDA, Esclerose Múltipla, doenças de foro oncológico, Esclerose Lateral Amiotrófica, doença de Parkinson e doença de Alzheimer.

Os profissionais de saúde e reabilitação necessitam de formação específica na área destas doenças. A formação académica é insuficiente.

É urgente investir e intensificar a informação e sensibilização sobre esta problemática, quer junto dos Ministérios da Saúde, do Trabalho e da Solidariedade Social e dos Transportes, quer na sociedade civil.

Conclusão

A abordagem às Doenças Neuromusculares não é fácil, já que acarretam consigo vários problemas, interferindo com todos os aspectos da vida de um indivíduo e, consequentemente, a sua família. A abordagem existente na prestação de cuidados de saúde não responde às necessidades reais dos doentes e das famílias. Com esta experiência piloto, numa área circunscrita a três concelhos com realidades diferentes, foi possível recolher informações necessárias a um diagnóstico mais aprofundado e posterior intervenção e implementação mais ajustada.

Este projecto-piloto pressupôs uma nova forma de prestação de cuidados de saúde. Tratou-se de cuidados de saúde integrados que foram prestados por profissionais de saúde da Equipa do Hospital e pela Equipa de Campo, que integrou outras especialidades, tais como terapeuta ocupacional, psicóloga, técnica de serviço social e enfermeiros especializados em reabilitação, que, juntas trabalharam no sentido de optimizarem os resultados em saúde, quer a nível clínico, humanístico e até económico.

Este projecto privilegiou o trabalho em equipa, o envolvimento/participação dos doentes e familiares, o acesso à informação de melhor qualidade e de papéis bem definidos dos diferentes profissionais que o integraram, modificando atitudes individualistas, para cuidados integrados, continuados, multidisciplinares, com integração de profissionais e baseados na partilha de informação.

Espera-se que o desenvolvimento do presente projecto evolua num processo de melhoria contínua de qualidade, que compreenda acções de natureza organizativa e de prática profissional que visem não apenas a melhoria de todo o processo de acompanhamento, avaliação e intervenção nos portadores de patologia neuromuscular e seus familiares, como na melhoria dos resultados obtidos, quantificados em termos de ganhos de saúde.

ANEXO I

LEGISLAÇÃO ÚTIL

Síntese dos Direitos

Saúde	Legislação a Consultar
Isenção de Taxas Moderadoras	Portaria n.º 349/96, de 8 de Agosto
	Portaria n.º 34/2009, de 15 de Janeiro
Transporte para Tratamentos / Consultas	Circular Normativa 1/2010, de 5 de Março, ARSN
Direito de Acompanhamento Familiar à Pessoa com Deficiência Hospitalizada	Lei n.º 106/2009. D.R. n.º 178, Série I, de 14 de Setembro
Certificado de Incapacidade Multiusos	Decreto-Lei n.º 291/2009, de 22 de Outubro
	Despacho (extracto) n.º 26432/2009, de 4 de Dezembro

Fiscalidade	Legislação a Consultar
Imposto sobre Rendimento das Pessoas Singulares	Decreto-Lei n.º 43/76, de 20 de Janeiro
	Decreto-Lei n.º 442-A/88, de 30 de Novembro
	Decreto-Lei n.º 215/89, de 1 de Julho
	Decreto-Lei n.º 314/90, de 13 de Outubro
	Decreto-Lei n.º 187/92, de 25 de Agosto
	Decreto-Lei n.º 198/2001, de 3 de Julho
	Decreto-Lei n.º 108/2008, de 26 de Junho
Crédito à habitação e Seguros	Decreto-Lei n.º 34/2007, de 15 de Fevereiro
	Decreto-Lei n.º 72/2008, de 16 de Abril
Arrendamento	Lei nº 6/2006, de 27 de Fevereiro
	Decreto-Lei n.º 158/2006, de 8 de Agosto
	Decreto-Lei n.º 43/2010, de 30 Abril
	Portaria n.º 277-A/2010, de 21 Maio
Aquisição de Automóvel e Isenção do Imposto Único de Circulação	Lei n.º 22-A/2007, de 29 de Junho
Cartão de Estacionamento	Decreto-Lei n.º 307/2003, de 10 de Dezembro

Apoios	Legislação a Consultar
Bonificação do Abono de Família para Crianças e Jovens Portadoras de Deficiência	Decreto-Lei n.º 250/2001, de 21 de Setembro
	Portaria n.º 33/2002, de 9 de Janeiro
Subsídio por Assistência de Terceira Pessoa	Decreto-Lei n.º 133-C/97, de 30 de Maio
	Lei n.º 4/2007, de 16 de Janeiro
Subsídio para Assistência a Filho e Subsídio para Assistência a Filho com Deficiência ou Doença Crónica	Lei n.º 7/2009, de 12 de Fevereiro
	Decreto-Lei n.º 91/2009, de 9 de Abril
	Decreto-Lei n.º 70/2010, de 16 de Junho de 2010
Subsídio Mensal Vitalício	Decreto-Lei n.º 133-C/97, de 30 de Maio
	Lei n.º 7/2009, de 12 de Fevereiro

Síntese dos Direitos

Pensão por Invalidez Relativa e Invalidez Absoluta	Decreto-Lei n.º 187/2007, de 10 de Maio
Regime especial de protecção na invalidez (ELA)	Lei n.º 90/2009, de 31 de Agosto
Complemento por Dependência	Decreto-Lei n.º 265/99, de 14 de Julho
	Decreto-Lei n.º 309-A/2000, de 30 de Novembro
Ajudas Técnicas /Produtos de Apoio	Lei n.º 38/2004, de 18 de Agosto
	Despacho n.º 26026/2006, de 22 de Dezembro
	Decreto-Lei n.º 93/2009, de 16 de Abril
	Despacho n.º 2027/2010, de Janeiro

Educação	**Legislação a Consultar**
Educação Especial	Decreto-Lei nº 3/2008, de 7 de Janeiro
	Despacho n.º 3064/2008, de 7 de Fevereiro
	Declaração de Rectificação n.º 10/2008, de 7 de Março
	Lei n.º 21/2008, de 12 de Maio
Subsídio por frequência de estabelecimento de Educação Especial	Portaria n.º1315/2009, de 21 de Outubro
	Portarias n.º 1324/2009 e n.º 1325/2009
	Portaria n.º 1388/2009

Emprego/Formação Profissional	**Legislação a Consultar**
Quotas de emprego	Decreto-Lei n.º 29/2001, de 3 de Fevereiro
Código do Trabalho	Lei n.º 7/2009, de 12 de Fevereiro
Apoio técnico e financeiro para o desenvolvimento das políticas de emprego e de apoio à qualificação	Decreto-Lei n.º 290/2009, de 12 de Outubro

Outros Direitos	**Legislação a Consultar**
Direito de acesso das pessoas com deficiência acompanhadas de cães de assistência a locais, transportes e estabelecimentos de acesso público	Decreto-Lei n.º 74/2007, de 27 de Março
Prioridade no atendimento	Decreto-Lei n.º 135/99, de 22 de Abril